自宅で治せる簡単テーピング療法

外反母趾
切らずに治す
特効法

笠原接骨院院長
医学博士
笠原巖

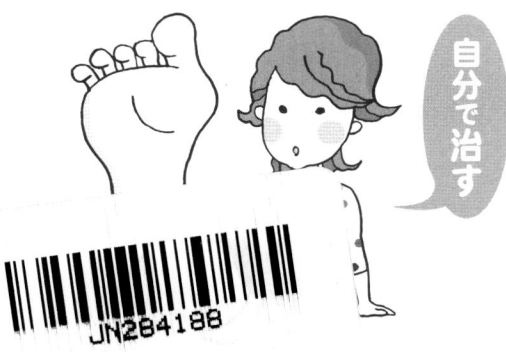

主婦と生活社

●はじめに

最近、女性の3人に1人が外反母趾といわれていますが、ほとんどの方は軽く考えて、放っておくことが多いようです。しかし、それではいけません。

わたしの治療院には、原因不明の慢性痛や自律神経失調症で、どんな病院へ行っても治らなかった患者さんがよく訪ねてこられます。その患者さんたちの足を診ると、ほとんどの方に、外反母趾をはじめとする足の異常があるからです。35年以上にわたるわたしの治療経験によると、身体の土台（足裏）のバランスが崩れると、地面からのストレスがひざ、腰、首などの関節に繰り返し加わり、いちばん負担がかかったところから、慢性痛や自律神経失調症を引き起こしているのです。

ですから、痛みがあってもなくても外反母趾を軽く考えず、しっかり治してください。痛みは100％なくなり、足の形も手術をしなくても30％は回復します。

本書を読めば、テープを使用して、自分でできる簡単療法がわかります。あきらめずに、いますぐに始めてください。

笠原接骨院院長　笠原巖

■CONTENTS■

第2部【原因編】外反母趾はどうして起きるの？

第3部【処方編】外反母趾は切らずに自宅で治せる!

第4部【健康美容編】外反母趾を治せば健康になれる

第5部【そこが知りたい編】患者の生の声を集めたQ&A

プロローグ

外反母趾は万病の元！ 慢性痛や生活習慣病まで引き起こす

女性の3人に1人は外反母趾

外反母趾の人が急増している

●身体の異常は外反母趾から

わたしの治療院には、全国各地から毎日、いろいろな身体の異常を訴えた患者さんが訪ねてこられます。その患者のほとんどに、足の異常があり、なかでも圧倒的に多いのは、足の親指が小指側に曲がってしまった症状、つまり外反《がいはん》母趾《ぼし》の患者さんです。

最近では、テレビや新聞、雑誌で多く取り上げられているので、一般的になりましたが、専門家のわたしの診断によると、おそらく女性の3人に1人は、この症状に悩まされています。

下は小学生から、上は80歳のご老人まで、少なくとも2000万人以上が外反母趾で悩んでいるのです。もはや国民的な現代病といえるかもしれません。

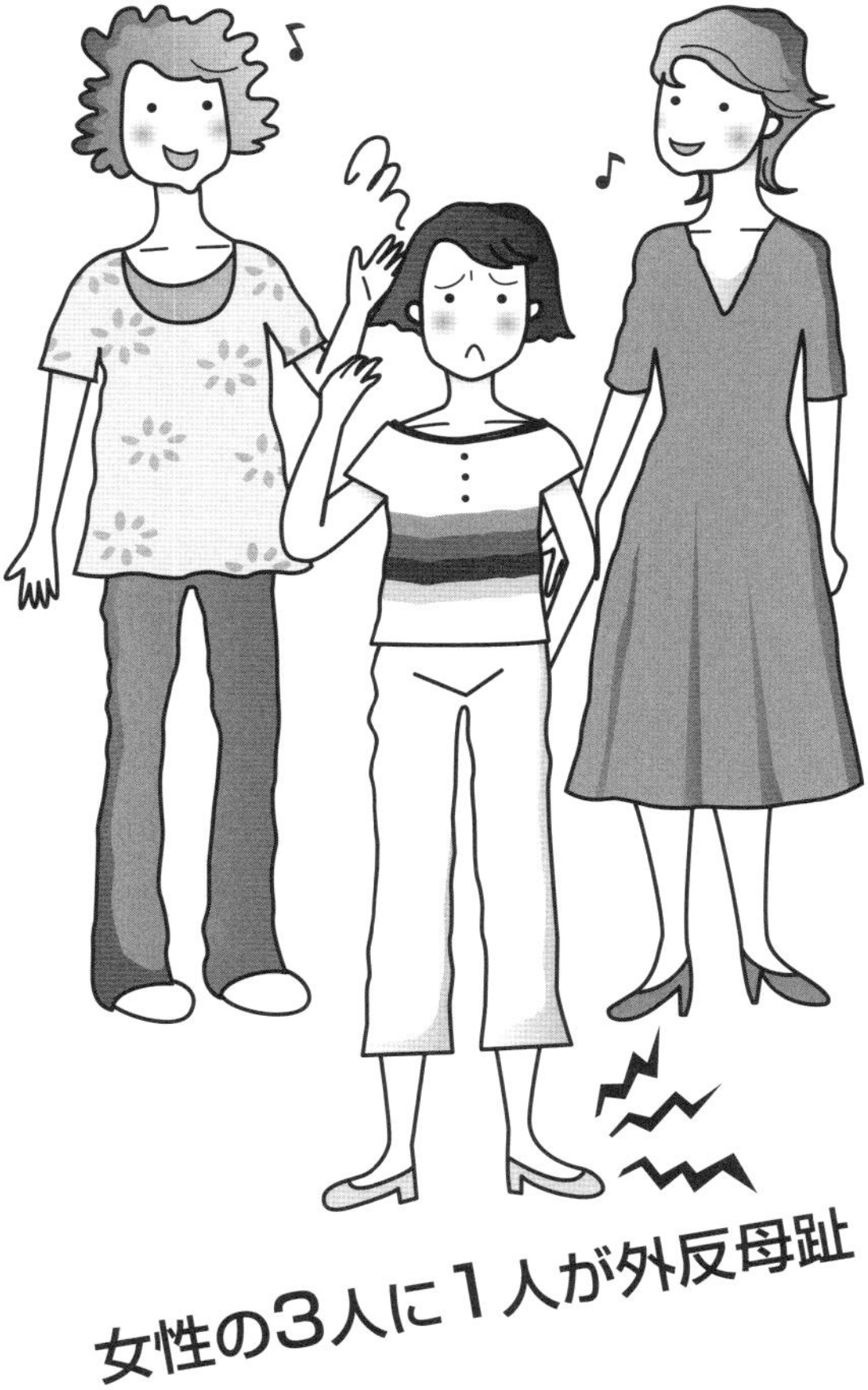

女性の3人に1人が外反母趾

足裏の安定が健康につながる

外反母趾は万病の元になる

●土台が崩れれば全体もおかしくなる

足は、全身のバランスをとる重要な土台です。建築物と同様に土台がおかしくなると、知らず知らずのうちにすべてに影響がでてきます。例えば、ひざや腰、首などの原因不明の慢性痛や肩こりなど、大きな病院へ行っても、はっきりした原因は判明せずに思うように完治しません。

足という身体の土台がしっかり地面に着いていないと、ふらふらとからだが安定しません。そうすると、各関節にゆがみやズレが生じて、変形したり疲労骨折を起こし痛くなったりします。

放っておくと、今度はズキズキからイライラが始まって、生活習慣病や自律神経失調症まで、あらゆる病気を引き起こしてしまいます。

足は健康の基本だということを、きちんと理解してください。

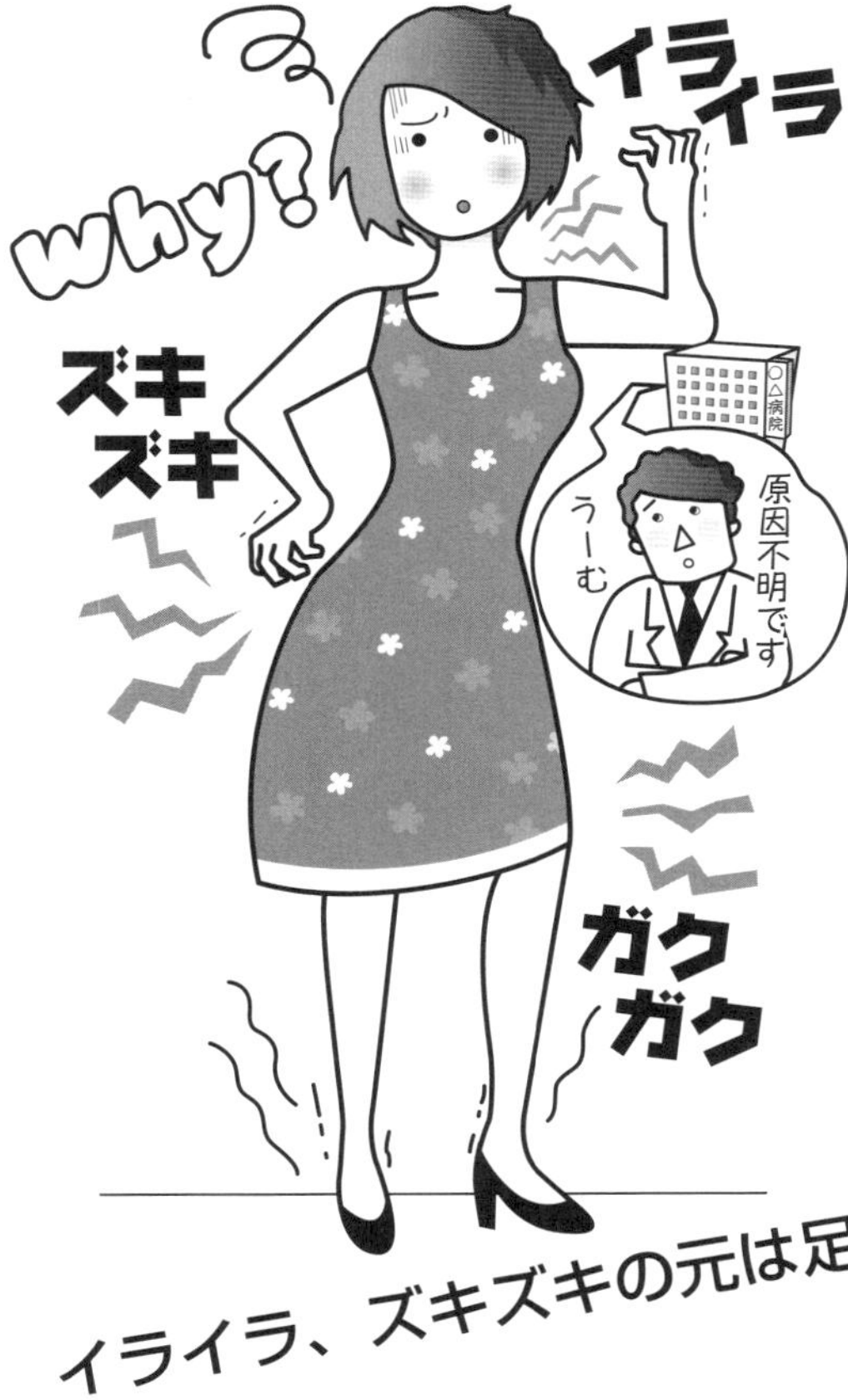

イライラ、ズキズキの元は足裏

手術しても完治の保証はない

外反母趾は切らずに治せる

●手術は最後の手段

外反母趾というと、すぐに手術しなければと考える人が多いようです。しかし、手術は最後の手段と考えてください。つまり、いろいろな治療法がありますが、それをすべておこなっても効果が薄いと医師が判断した場合のみです。また覚えておいて頂きたいのは、手術しても必ず治る保証はないということ。実は、失敗例もたくさんあるのです。

足の親指にまったく力が入らなくなったり、再び変形がくり返されて元の状態に戻ってしまったりという例が多く見られます。

したがって、誤った先入観のままに、軽々しく手術を決めるのではなく、セカンド療法（病院以外での治療法）など、いろいろと調べてみることも必要です。

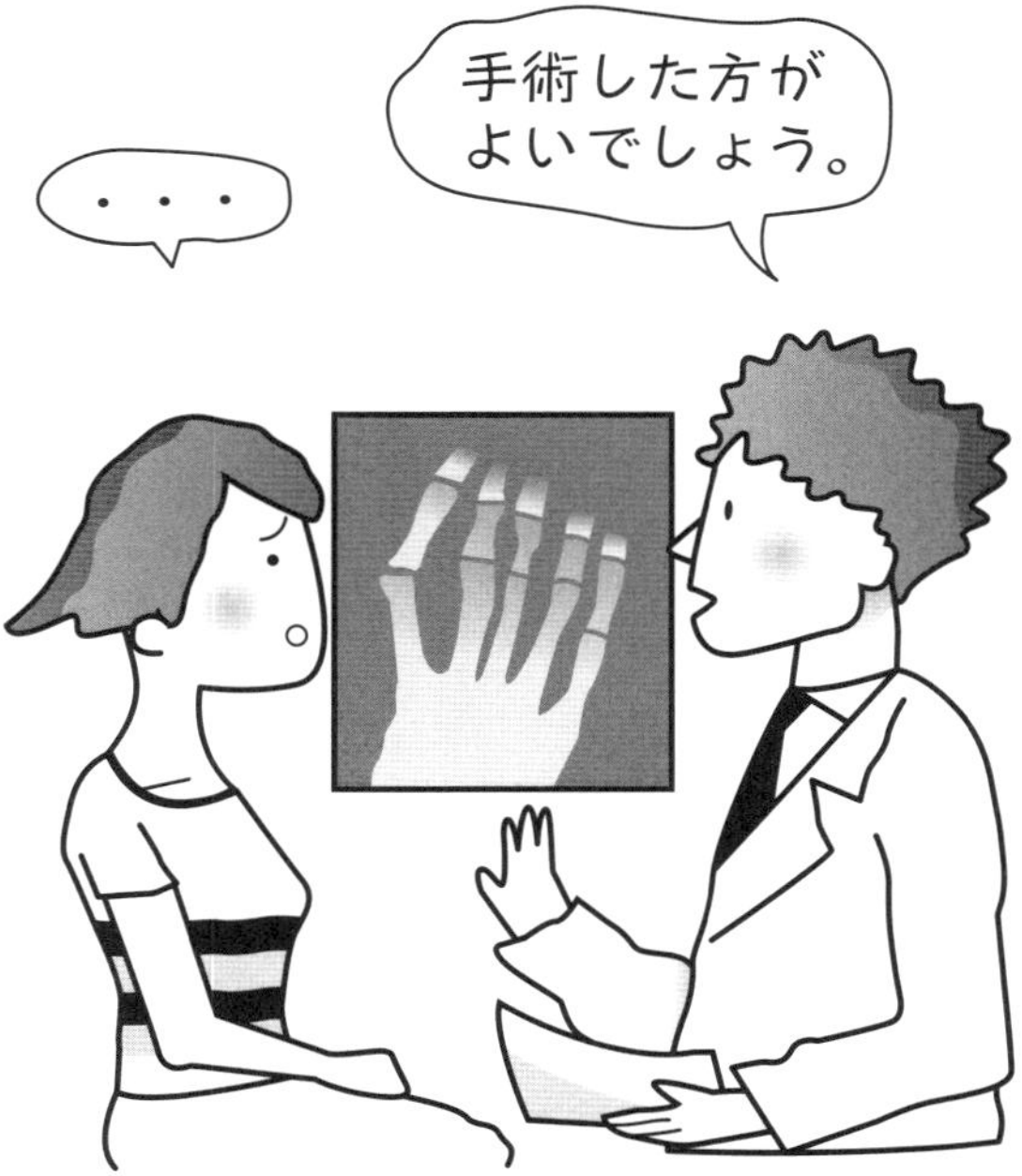

手術は最後の最後の手段

外反母趾は5つの症状に分類できる

こんな外反母趾の症状はありませんか？

●わたしが開発した症状分類法

ひと言で外反母趾といっても、実は原因によっていろいろな種類があります。歩き方などの物理的要因から遺伝などの先天的要因まで、個人差があり、きちんと分類していかないと、よい治療をおこなえません。

ここにあげた5つの症状は、まだ医学的に正式に認められていない分類法ですが、わたしがこれまで35年以上、どんな施術者よりも数多く外反母趾と関わってきた専門家として、自信を持って解説できる分類法です。

●外反母趾の5種類のパターン

①靭帯《じんたい》性《せい》外反母趾…足先の横アーチを支えている横中足靭帯《おうちゅうそくじんたい》（中足関節）が伸びたり、ゆるんだりして、親指が小指側に曲がってしまう

②仮《か》骨《こつ》性《せい》外反母趾…親指は曲がらないで、親指の付け根の骨だけが異常に出っ

張って、曲がったように見える

③混合性外反母趾…①靱帯性外反母趾と②仮骨性外反母趾が合わさったもの

④ハンマートウ性外反母趾…生まれつき、指が長すぎたり、指がハンマーのように縮こまっていたり、上を向きすぎていたりすることが原因で起こる

⑤病変性外反母趾…関節リュウマチやヘバーデン結節など病的な要素や、事故やケガが元でおこり、著しい変形や脱臼をともなっている

外反母趾は、おおよそこの5種類に分類できるので、自分の症状と照合してみてください。①～③までは、歩き方や生活環境など外的な要因で起こりますので、比較的治療はスムーズにいきます。一方、④、⑤は先天的な、あるいは病的な要因が関わってきますので、なかなか容易ではありません。

わたしの治療経験から、各症状の割合を紹介すると、①が25％、②が20％、③が35％、④が12％、⑤が8％となっています。

親指の曲がっている角度で診断できる

親指が小指側に曲がっていませんか？

●靱帯性外反母趾とは？

足指の付け根の部分にあって、横に伸びている横中足靱帯は、足裏のクッションのひとつである横アーチ（p78参照）を形成するための靱帯です。この部分がゆるんでしまうと、クッション作用がなくなり、地面からの衝撃とねじれを、直接身体に伝えることになります。

その結果、関節の痛みなどにつながっていくのです。これが、前項でも触れた、靱帯性外反母趾の症状です。

親指が小指側に15度以上曲がっていれば、外反母趾と判断して間違いありません。また、角度がそれ以下でも、現在外反母趾への進行中として要注意なのです。いずれにしても、何らかの自覚症状があれば、専門家に診断してもらうことをお勧めします。

靭帯性外反母趾

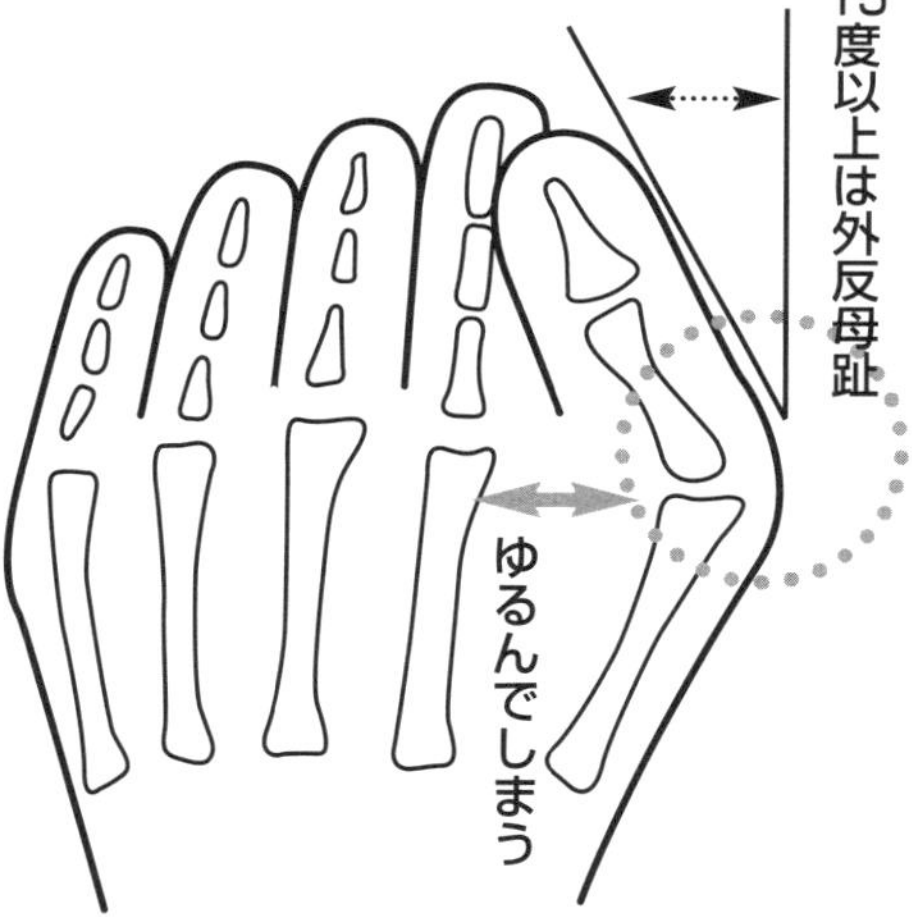

親指が小指側に曲がってしまう

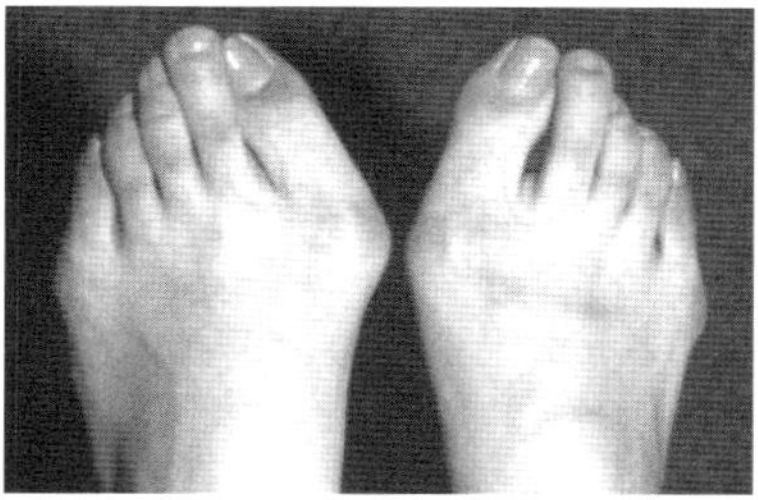

●親指が小指側に15度以上曲がっている

足の親指を反らせて重心がかかとにかかるのが原因

親指の付け根が出っ張っていませんか？

●仮骨性外反母趾とは？

親指そのものの角度はあまり曲がらないで、付け根の骨だけが異常に出っ張っているのを、仮骨性外反母趾といいます。

歩く際に、親指の付け根にあたる母趾球部《ぼしきゅうぶ》を、地面に強く打ちつけることで、過剰な衝撃がくり返されることになります。その防衛反応のひとつとして、仮骨が形成されてしまうためです。

この症状の人は、足の親指を反らせるので重心がかかとにかかり、地面からの衝撃がひざ、腰、背中、首へと伝わって、そのストレスが限界を超えたときには、腰や首、そしてひざなどに変形・疲労骨折を引き起こします。

この衝撃の影響は、筋力の強い右足や右半身に表れやすくなっているので注意してください。

■仮骨性外反母趾■

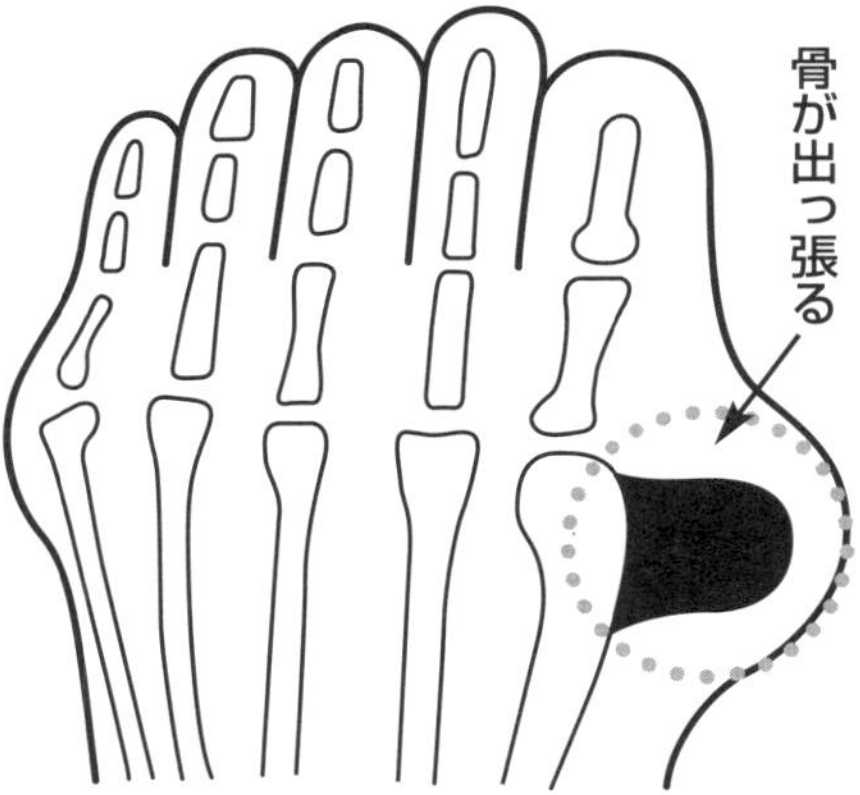

親指の付け根が出っ張ってしまう

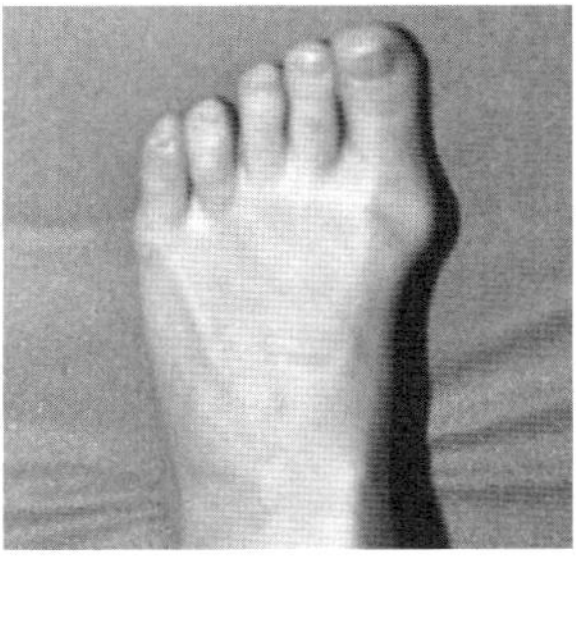

●親指の付け根の骨が顕著に出っ張っている

合併症で30歳以降の女性が中心に

親指が曲がって付け根が出っ張っていませんか？

●混合性外反母趾とは？

靱帯性外反母趾と仮骨性外反母趾を合併させたものが、混合性外反母趾で、30歳以降の女性に多く見られます。

最初は靱帯性か仮骨性、どちらか一方の症状から始まって、年齢が増すにつれて、両方の症状が表れてきます。そのまま放っておくと、親指の付け根部分が靴とこすれて、摩擦によって骨の出っ張ったところに粘液が溜まる「バニオン」と呼ばれる症状が起きる場合もあります。

外反母趾ではいちばん多い症状ですが、その主な原因が靱帯性か、仮骨性か、どちらが主な要因になっているのかを調べて、適切な治療をおこなうことが重要なポイントです。

混合性外反母趾

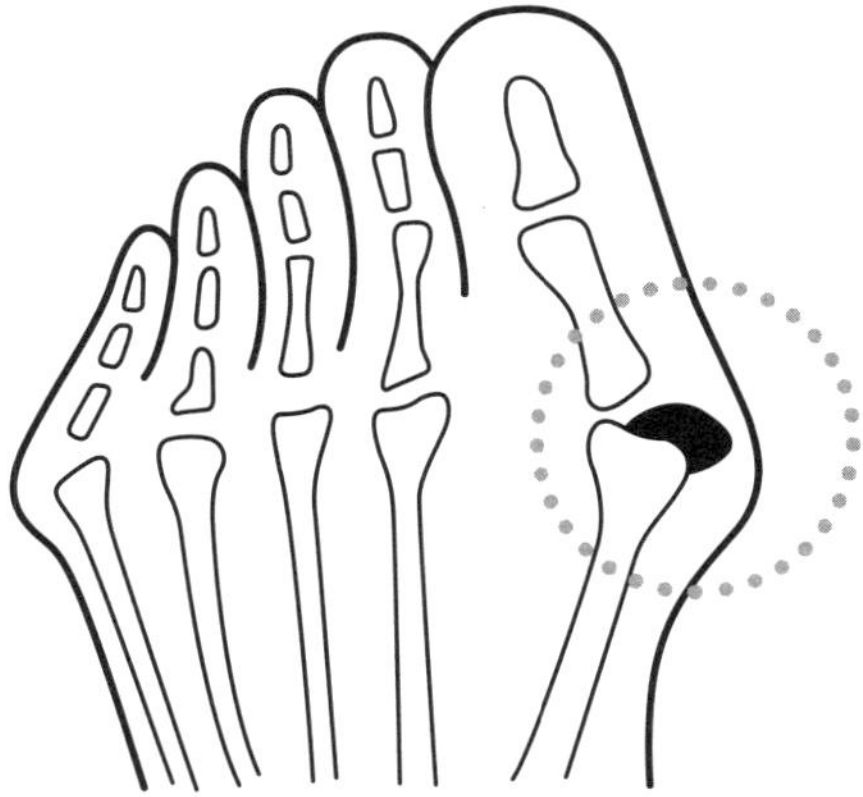

靭帯性＋仮骨性

親指が曲がって付け根が出っ張る

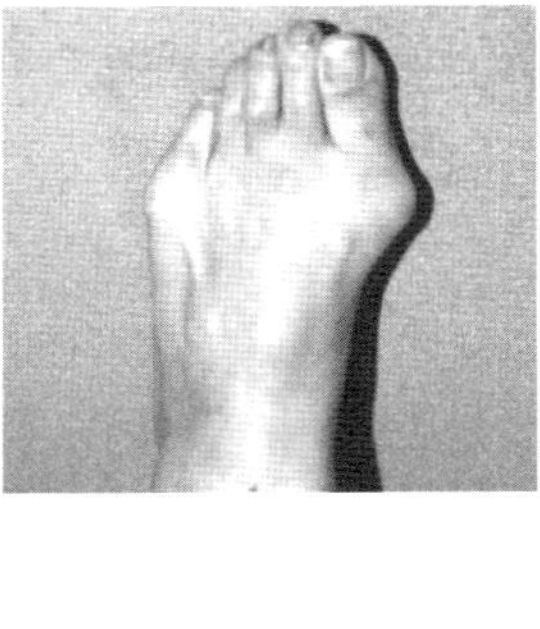

●靭帯がゆるみ、さらに骨も出っ張ってしまう

遺伝的な要因がある人に起こる

足の指が上を向いたり、縮んだりしていませんか？

●ハンマートウ性外反母趾とは？

足の指がハンマーのように縮こまっていたり、上を向きすぎて指のつま先が浮いたような状態にあると、外反母趾になりやすくなります。

これをハンマートウ性外反母趾と呼びますが、遺伝的な要因がある人に起こります。

また生まれつき足の指が長くて、靴が脱げないようにするために、足指をハンマーのような状態でロックしてしまう癖がついている人にも起こります。

このように、生まれつき外反母趾になりやすい身体的な特徴も原因のひとつです。

この症状の人は、足のクッション作用がひどく低下してしまうので、わずかな運動でも、すぐに痛みや不調が起こってきます。

■ハンマートウ性外反母趾■

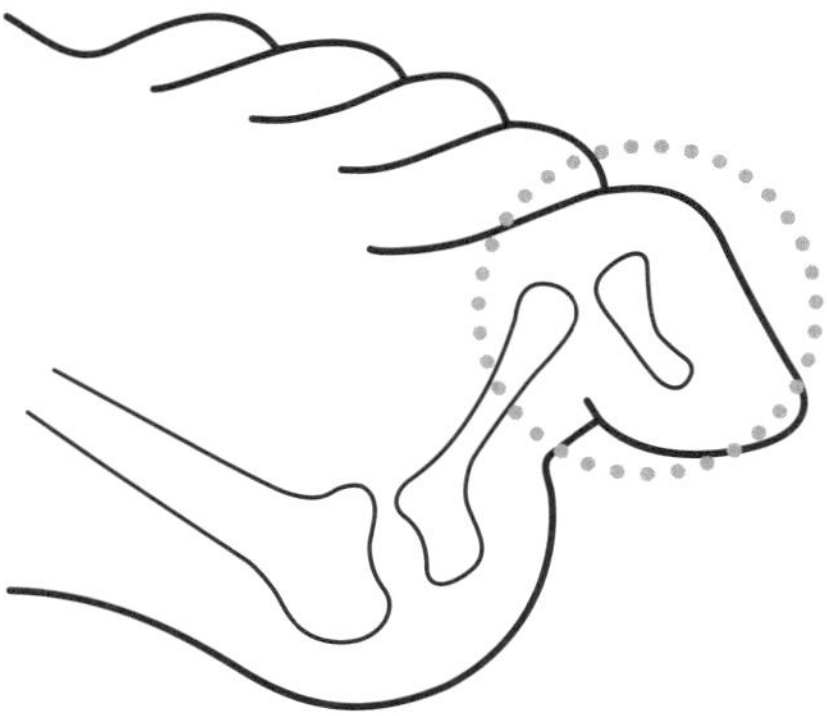

足の指が上を向いたり、縮んだりする

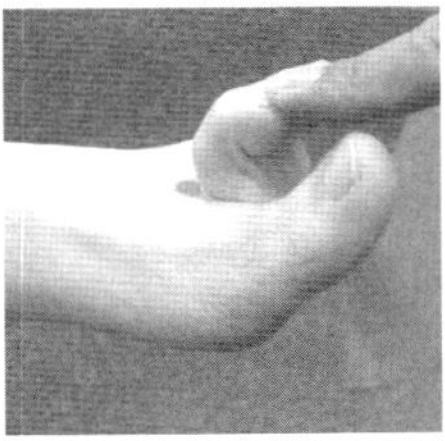

●縮こまって地面に着かない足指

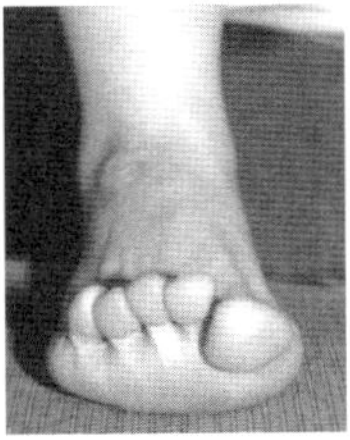

●完全に上を向いてしまった足指

病的な要素や事故やケガなども原因になる

ケガや病気で変形したり、脱臼したりしていませんか？

●病変性外反母趾とは？

外反母趾は、遺伝や生活習慣ばかりで起こるのではありません。リウマチやヘバーデン結節《けっせつ》など病的な要素や事故やケガなどが原因となり、変形するものに病変性外反母趾もあります。

ヘバーデン結節とは、爪に近い関節が腫れたり、指が横に曲がったりする関節症の一種です。変形がひどく、ときには脱臼をともなうこともあり、手術以外には治療は困難です。例え手術をおこなっても、再発率が高く、失敗例が多いのも、この病変性のケースがほとんどです。

ひどい変形を治すことは困難でも、足裏のテーピング（p92参照）で変形の進行を防ぐことができます。また、変形の矯正は10％（場合によっては30％）くらいしか期待できませんが、痛みは１００％解消することができます。

病変性外反母趾

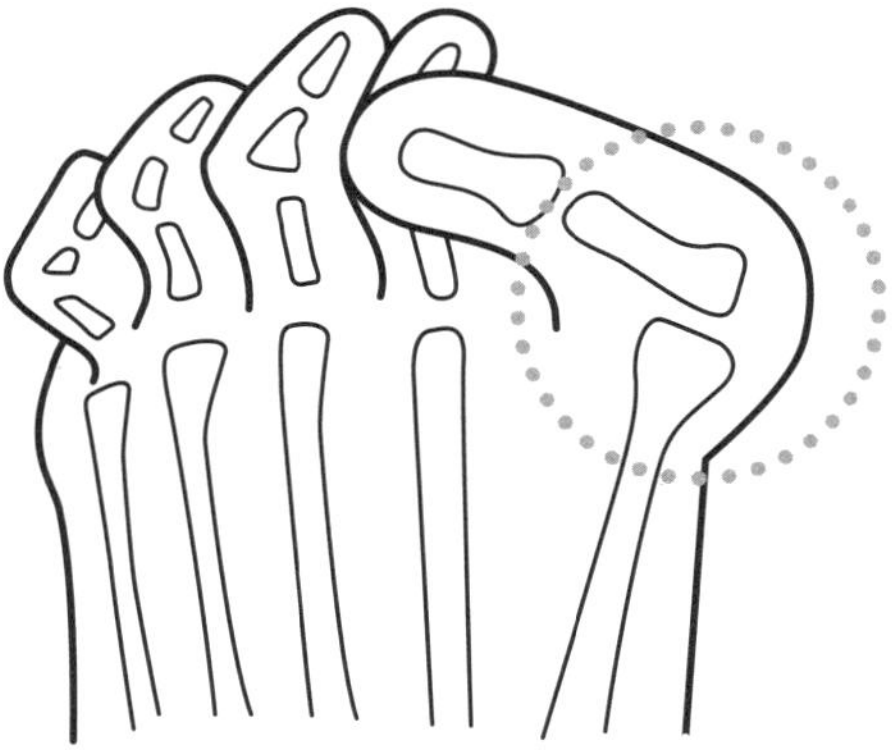

ケガや病気による変形や脱臼でおこる

●ヘバーデン結節から外反母趾に

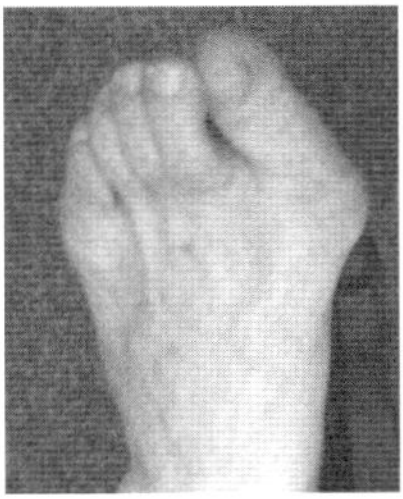

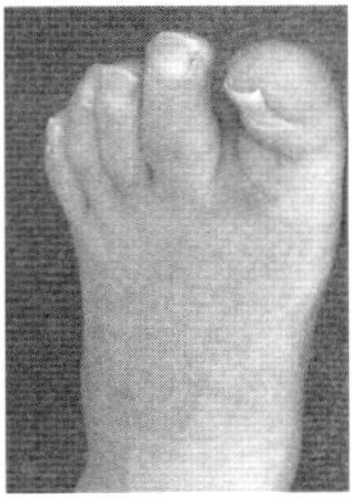

●リュウマチから外反母趾に

第1部

診断編

こんな症状があるなら要注意！

1

外反母趾の症状①

痛みがあれば、どんどん進行している

●処置は早いほうがよい

外反母趾で日頃から痛みを伴う症状は、いま実際に曲がっている最中で、現在進行形なので、一刻も早くテーピングをして、進行を止めなければなりません。処置が早ければ早いほど、痛みも早くひきます。

人によっては、痛みを感じてから1～2ヵ月で、急に骨が出っ張ったり曲がったりするので、痛みを感じたら、すぐに処置をすることが大切です。痛みが軽い場合でも、放っておくと2～3年で変形し、その形のままで、一生残ってしまいます。

そのうえ、関節痛や生活習慣病など、いろいろな二次的障害をおこしてしまうので、痛みが軽いからといって安心してはいけません。

我慢して放っておくと2～3年で変形が固定してしまう

慢性痛や生活習慣病などいろいろな二次的障害があらわれる

2

外反母趾の症状②

痛みがなくても放っておくと一大事に

●外反母趾で健康な人は皆無

親指が変形して曲がりきってしまうと、痛みがなくなることがありますが、そうすると、ついつい面倒臭くなり、足のケアを怠って放っておくことになります。

しかし、実際には身体のいたるところで、不調をきたすことになります。足やひざ、腰、首が痛くなったり、頭痛、肩こり、めまいなどの不定愁訴もおこってきます。

本人は原因がわからず悩んでしまいますが、これらの症状は間違いなく、外反母趾が原因で引き起こされています。

わたしはいまだかって、外反母趾など足に異常がある人で、健康だという人に会ったことがありません。それほど、足と健康は密接な関係があるということです。

痛みがなくてもケアを怠ってはいけない
頭痛、肩こり、めまいなど不定愁訴が起こる

3

外反母趾の症状③

指の間にタコができていませんか?

●小指の外側や指の背にできる人は要注意!

指の間にタコができている人のほとんどは、外反母趾になっています。歩くたびに痛みがあり、特に小指の外側にできたタコは、靴に圧迫されて、激痛に変わることがあります。また、足指も縮こまっているために、指の背にも靴とこすれてタコができる人も多くいます。タコ自体はX線像には写りませんが、圧迫され続けると指骨に疲労骨折を起こすことがあります。

また、タコを削っても皮膚が防御反応を覚えているために、3週間くらいで同じようなタコが出てきます。テーピングなどで足裏のバランスを整えても3回くらい繰り返しますが、その後は再発しなくなります。タコは再発させないことがポイントです。

タコを削っても皮膚が防御反応を覚えているので再発する
タコは圧迫され続けるとひどい痛みと身体のゆがみを起こす

4

外反母趾の症状④

小指やその付け根に痛みはありませんか？

●小指が内側に曲がる

地面からの衝撃で、足裏のクッション作用の役割をはたしている横中足靱帯の小指側が伸びてしまうと、小指が内側に曲がってしまいます。靴に圧迫されて、タコができたり、赤くはれたりします。この状態を「内反小指《ないはんしょうし》」といいますが、小指の付け根に体重が集中して、痛みがともなうようになります。

骨の異常はレントゲンなどには出ませんが、見たりさわっただけで確認できます。この症状がある人は、首の痛みや頭痛、肩こり、側弯症、腰痛、ひどい便秘なども引き起こしてしまいますので、十分注意してください。

レントゲンなどには写らないが、視診・触診で確認できる
首の痛みや頭痛、肩こり、側弯症、腰痛、便秘も引き起こす

5

外反母趾の症状⑤

巻き爪になっていませんか？

●爪がくい込んだり、膿んだりする

巻き爪とは、爪が退化して親指の肉にくい込んで、痛みが出たり、膿んだりする症状で、陥入爪《かんにゅうそう》とも呼ばれます。

原因は、親指を浮かせて、指の付け根で歩くために、爪に重力の負担がかからず、爪が丸く退化して萎縮するからです。

その親指は、スプーン状に反り返り、肉がブヨブヨしています。

爪が退化するときに、アーチ状に変形して、その縁がブヨブヨの肉にくい込んで、そのうえ靴からの圧迫によって、どんどん悪化して、化膿するところまで進行することがあります。

ひどい場合は、ひょうそ（手や足の指が化膿して炎症をおこす）になることがあるので、早めに専門家に相談してください。

爪が丸く退化して萎縮してしまう

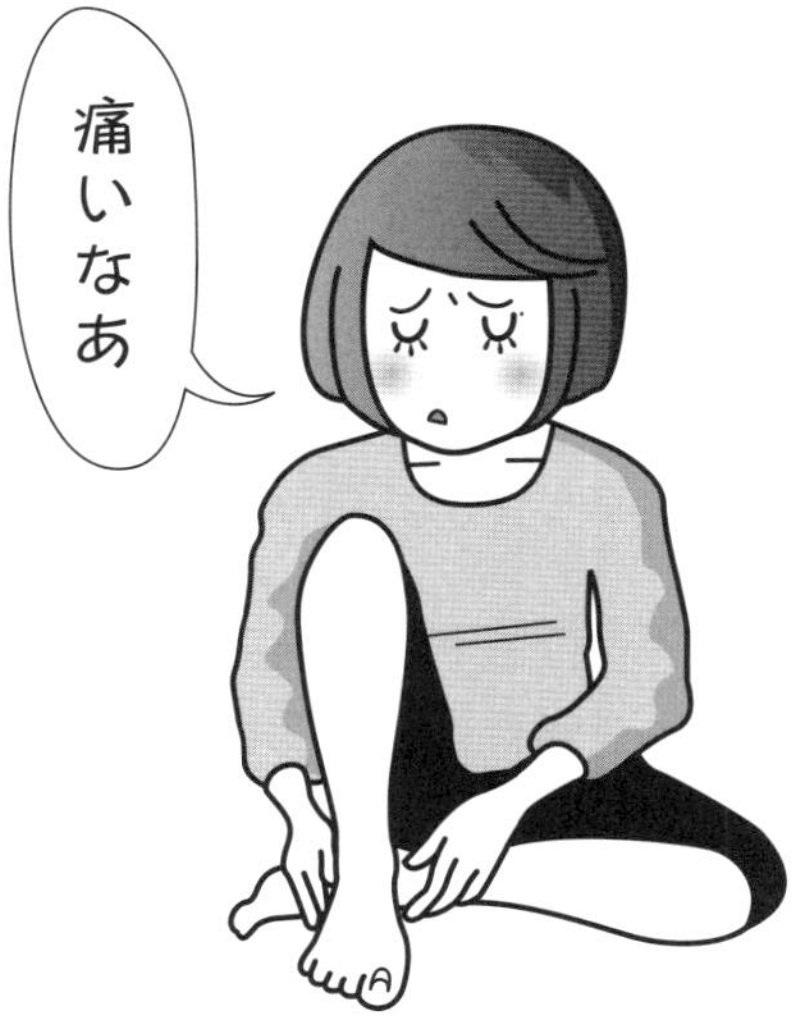

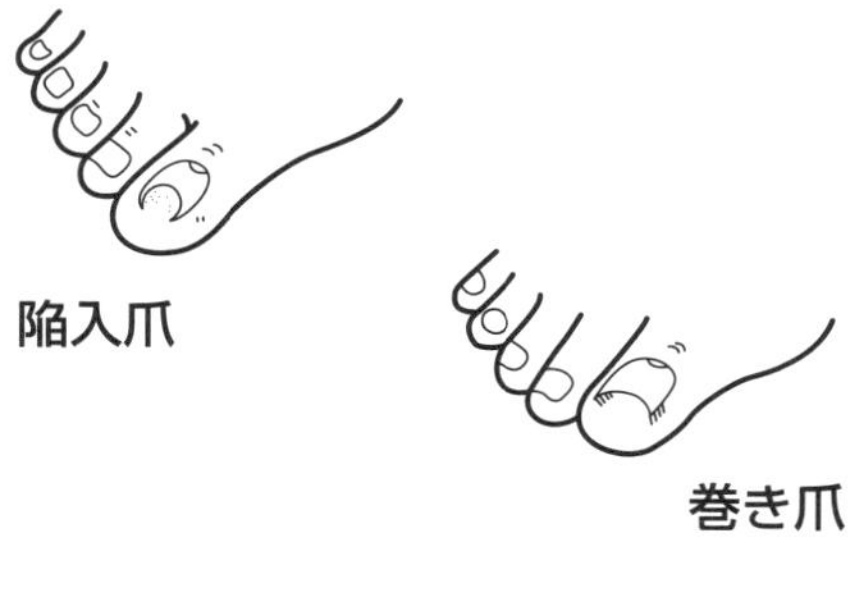

爪に重力からの負担がかからず、丸く退化して親指にくい込む

ブヨブヨの肉にくい込んで、悪化するとひょうそになる

6

外反母趾の症状⑥

足の甲が痛みませんか？

●知らないうちに甲が高くなる

足の甲の骨が知らないうちに出っ張り高くなって、歩くたびにズキズキしたり、靴の内側に触れるだけで痛みがはしることがあります。

こんな症状がある人は、体重が甲の一点に集中して甲高になっていることが多く、甲にある関節（リスフラン関節）も亜脱臼（脱臼の前段階）していることがあります。急性の場合は、激痛がはしり、足が着けないことがあるくらいです。

親指の付け根をしっかり握って、グリグリと回すと、亜脱臼特有のポキッとした整復音を感じる場合もあるので、自分で確認してみてください。

親指の付け根を握って回すとポキッと音がする
甲側の関節（リスフラン関節）も亜脱臼していることが多い

7

外反母趾の症状⑦

足のすねが痛くありませんか？

●疲労感やむくみもひどくなる

すねが張ったり、しびれたり、ときには痛くなったりすることがあります。外反母趾があると、つまずかないように無意識のうちに、足先を反らせて歩くような癖（指上げ歩き）がついてしまいます。そうなると、すねやふくらはぎの筋肉が緊張して、足を蹴りだすときに足先が外側に流れるようになり、疲労度が高まります。

その結果、すねがだるかったり、張ったり、痛かったり、むくみがひどくなったりするわけです。すねに直接異常が見つからない場合には、医療機関では腰の異常が原因だと診断されることがあるのですが、正しくない場合もあるので、注意してください。

指上げ歩きで筋肉の疲労度が高まり、すねが痛くなる
医療機関では腰の異常が原因だと診断されることも

8

外反母趾の症状⑧

ひざの裏側に「肉割れ」はありませんか？

●ひざの裏やお尻の筋肉に白い横線が入る

ひざの裏側やお尻の筋肉に、白い横線が入った症状を「肉割れ」と呼んでいます。肉割れの原因は、足裏の不安定や急激な体形の変化、かたよったスポーツの3つがあげられます。

太ももの肉割れは、親指をあげて歩くことによる親指の力不足、下腿の肉割れは、足指全体の力不足、背中やお腹の肉割れは、急激な体形の変化が原因で、妊婦や急に太った人などに見られます。

太ももや下腿の筋肉が、足裏の不安定をカバーしようとすることから、急激に発達したことが、根本的な要因です。

足裏の不安定や急激な体形の変化、かたよったスポーツが原因
足裏の不安定をカバーしようと筋肉の急激な負担により起こる

9

外反母趾の症状⑨

すねの裏側に血管が浮き出ていませんか？

●網目状やクモの巣状などいろいろな種類がある

ひざから下を見ると、血管が浮き出ていることがあります。これを「静脈瘤《じょうみゃくりゅう》」といいますが、血管の出方が網目状やクモの巣状、太くまっすぐに伸びているものなど、いろいろな種類があります。

特に、すねやその裏側に多く出るといわれています。

足裏の不安定によって、地面からの衝撃が腰に伝わって、腰椎が変形すると、坐骨神経の働きが鈍って、血液が流れにくくなります。

そのうえ、指上げ歩きをしていると、すねやふくらはぎの筋肉に余分な力がかかって、うっ血状態になり、血液の逆流を防ぐ弁が壊れて、静脈瘤になるのです。

すねやふくらはぎの血管が浮き出ているのを「静脈瘤」という地面からの衝撃で坐骨神経が鈍り、血行不良になるのが原因

10

外反母趾の症状⑩

足がむくみやすくありませんか?

●すねやふくらはぎに余分な負担がかかる

「夕方になると、靴がきつくなる」「足がだるくなり、むくんでしまう」という方が増えています。

特に、ヒールやパンプスを履く人は、靴が脱げないように指を上げて歩く場合が多く、ふくらはぎに余分な負担をかけてしまいます。その結果、足がむくみやすくなり、次第に太くなるのです。

なかには、靴に足が入らなくなる人もいます。

そんな方は、外反母趾などで足裏に不安定があるといって間違いありません。適切な処置をすれば、すぐに回復します。

ヒールやパンプスを履く人は靴が脱げないように指を上げて歩く
靴に足が入らなくなる人は外反母趾などで足裏に不安定がある

11

外反母趾の症状⑪

足がよくつりませんか？

●腰の不具合が原因

寝ているとき、特に明け方に足をつる人は、腰の具合が悪いのが原因です。腰にゆがみや変形などがあると、坐骨神経を刺激して、足の筋肉が普段から緊張してしまいます。

この状態では、わずかなストレスがかかっただけで筋肉が防衛反応を起こし、急に収縮して、足がつるというメカニズムになっています。

腰の具合が悪いのは、もともと足裏が不安定なところからきています。外反母趾や指上げ足などで足裏のバランスがくずれると、時間が経つにつれて、じわじわと腰にゆがみや変形が起こり、足がつることにつながるわけです。

坐骨神経が刺激されて足の筋肉が疲労して足がつる
足裏のバランスがくずれると腰にゆがみや変形が起こる

12

外反母趾の症状⑫

よくつまずいたりしませんか?

●自分が思っているより足が上がらない

よくつまずいたり、転んだりするのは、自分が思っているほど足が上がっていないからです。外反母趾や指上げ足などで足裏が不安定だと、足先が外に流れて足首がねじれて歩くようになり、次第にだるさや痛みが出てきます。

そうなると、関節もゆるんで、その分筋も伸びて、自分で意識しているほどには、足先が上がらなくなり、つまずいたり転んだりする原因になるのです。

特に指の付け根や指の背の部分にタコができている人は要注意です。

自分では意識していなくても、足裏の異常はいろいろなところに悪影響を与えてしまうのです。

関節がゆるみ筋も伸びて、だるさや痛みで足先が上がらなくなる

指の付け根や指の背の部分にタコができている人は要注意

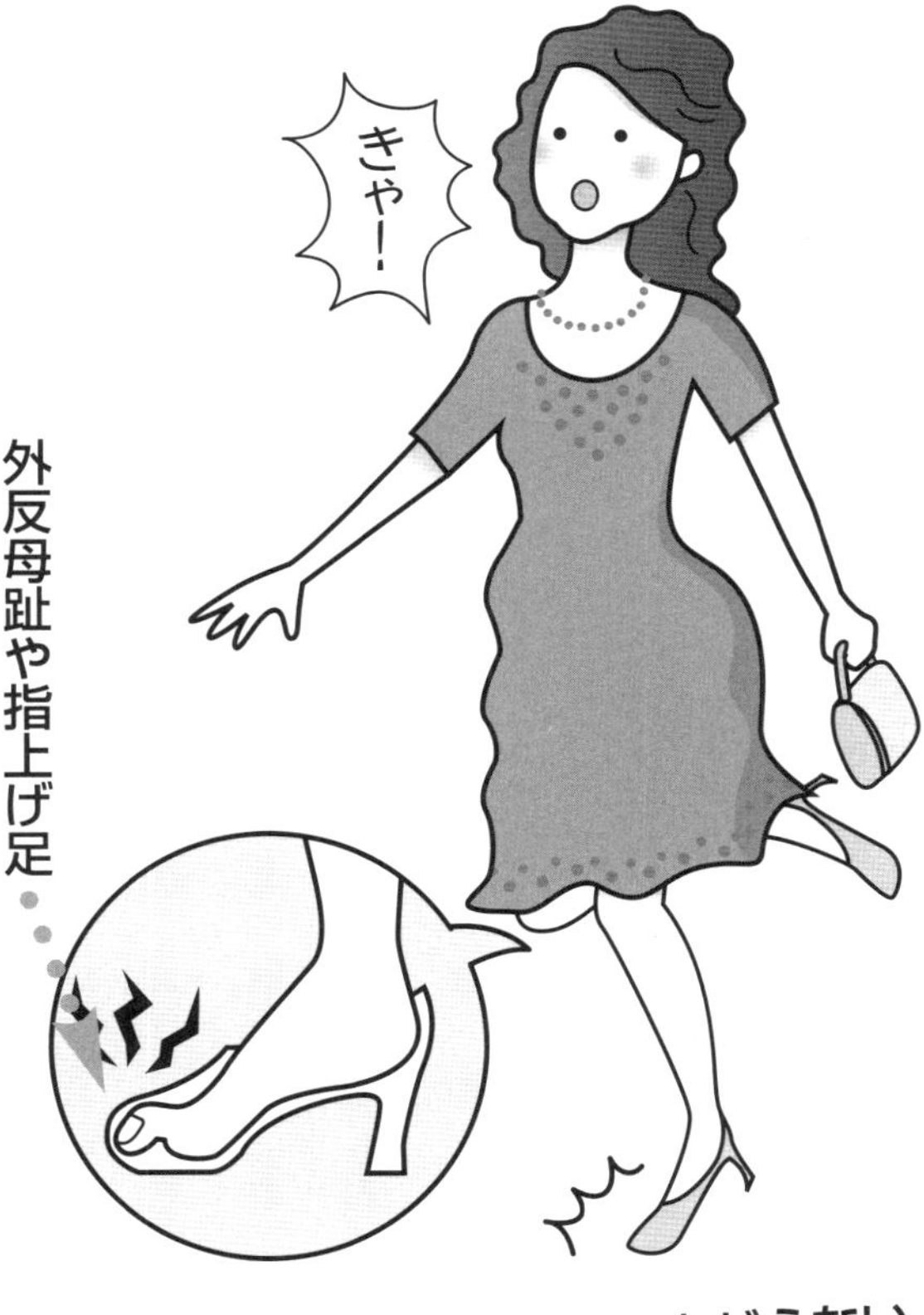

自分が思っているほど足が上がらない

13

外反母趾の症状⑬

ひざの内側は痛くありませんか？

●「変形性ひざ関節症」の疑いがある

歩き始めや立ち上がるとき、ひざの内側に痛みを感じたら、「変形性ひざ関節症」の疑いがあります。変形性ひざ関節症とは、ひざの軟骨がすり減って骨が変形し、痛みや運動障害をきたす慢性の病気で、ひざの内側を押すと、かなり痛むのですぐにわかります。ひざの内側に負担のかかるO脚（p146参照）の方に、かかりやすい傾向があります。変形がひどくなると、歩くたびに激痛がはしり、正座ができなくなったり、ひざに水が溜まったりします。

外反母趾などで足裏が不安定だと、クッション作用が低下して、地面からの衝撃がひざに伝わり、この病気を引き起こします。

ひざの内側を押すと、かなり痛むのですぐにわかる
ひざの内側に負担のかかるO脚の人がかかりやすい

14

外反母趾の症状⑭

ひざの外側は痛くありませんか？

●長時間の歩行後やひざの曲げ伸ばしの際に痛くなる

ひざを曲げたり伸ばしたり、また長く歩いたりした後で、ひざの外側が痛くなります。X脚（ひざの内側をつけて立ったとき、くるぶしの内側がつかない状態）傾向にある人は、重心が外側にかかるので、ストレスがかかりやすくなります。

そこに、外反母趾による足裏の不安定で、足がねじれて地面からの衝撃が伝われば、ひざのおさらのすぐ下の外側が痛くなり、放っておくと痛みが強くなります。

特に、ダンスや卓球、テニスなど回転動作が多いスポーツは、衝撃をもろに受けて、症状が悪化する可能性があります。X脚傾向の方は、体重と地面からのストレスがひざの外側でくり返されるので、十分注意してください。

X脚傾向にある人は、重心が外側にかかりやすい
テニスなど回転動作が多いスポーツは症状が悪化する可能性

15

外反母趾の症状⑮

ひざの裏側が痛くありませんか?

●ひざの反りすぎが原因

スポーツをした後などで、ひざの裏側が痛むことがあります。この症状は、ひざが弓状に反りすぎている状態「膝反張《ひざはんちょう》」が原因になっていますが、その人たちのほとんどに、指を上げて歩く特徴があります。

この指上げ歩きで、さらに反らすことになり、ひざの裏側が伸ばされすぎると、軟骨もすり減って、筋肉や靱帯が炎症を起こして、痛みがともなうようになります。

子どもの場合には成長痛といわれたり、成人の場合には腰からの痛みだといわれますが、実はひざの反りすぎだったのです。

「膝反張」の人たちのほとんどに、指を上げて歩く特徴がある

成長痛や腰からの痛みだといわれるが、ひざの反りすぎ

16

外反母趾の症状⑯

ひざのおさらの下が出っ張っていませんか？

●少年時代やスポーツ時に起こりやすい

ひざのさらの下の骨が出っ張ってきて、そこを押すと強い痛みがあります。正座をすると、出っ張りが床に当たって激痛が走り、ひどくなると歩いたり、ひざを曲げたりするだけでも痛みがあります。

中学生くらいの少年に多い症状ですが、足の指を上げた状態でスポーツをしていると、ももの筋肉が固くなって、ひざの靱帯が引っ張られます。

その結果、靱帯から軟骨が離れて、出っ張ってくるという「剥離骨折《はくりこっせつ》」の状態です。

ひざをしっかり固定すれば、1ヵ月半くらいで改善します。

中学生くらいの少年に多い症状で「剥離骨折」の状態
ひざをしっかり固定すれば、1ヵ月半くらいで改善

17

外反母趾の症状⑰

アキレス腱が痛くありませんか？

●アキレス腱が痛む3つの症状とは？

アキレス腱の痛みには、3つの症状があります。

①アキレス腱炎…アキレス腱の中の一部が腫れて痛む

②アキレス腱周囲炎…ふくらはぎが緊張して、アキレス腱を引っ張り、炎症を起こし、かかとが痛んだり、骨が出っ張ってくる

③アキレス腱滑液包炎《けんかつえきほうえん》…かかとと靴がこすれて、滑液包が溜まる

どれも、指を上げる動き（歩き方や運動）が原因で、指で押したり強くつまんだりすると、どの症状かがわかります。

どの症状も、指を上げて歩く（悪い歩き方や運動）のが原因
指で押したり強くつまんだりすると、どの症状かがわかる

18

外反母趾の症状⑱

股関節は痛みませんか？

●2本の足にはそれぞれの役目がある

人間は、左右の足を同じように使って歩いていません。ときには足の長さが違ったり、その役目も違いますが、通常は身体に影響はありません。ところが、足裏が不安定だと、その違いがより大きくなり、各部分にストレスが溜まります。

特に足の付け根の股関節にそのストレスが集中すると、炎症や変形が起こって痛みが出てしまうのです。

この状態が長く続くと、骨がすり減ってきて、「先天性股関節症」と診断される場合があるので注意してください。テーピング（p92参照）などで足裏を安定させたり、股関節にサラシを巻くと、2ヵ月くらいで改善します。

足の付け根はストレスが集中して、炎症や変形が起こる
テーピングとサラシを巻けば、2ヵ月くらいで改善

第2部

原因編

外反母趾はどうして起きるの？

1 指上げ足

「指上げ歩き」になっていませんか？

●誰も悪い歩き方に気づいていない

最近の女性、特に若い方によく見られるのが、「指上げ歩き」です。指先を上げ、また足指を縮こまらせ、足指を地面に接地しないで、指を浮かせることで指の付け根で歩いてしまう状態で、それを「指上げ足」ともいいます。

この指上げ歩きによって、身体のいろいろな箇所へ悪い影響が出るのですが、いちばんの問題は、指上げ歩きをしている人のほとんどが、自分の悪い歩き方に気づいていないという点です。

指上げ歩きは何の意識もなく、自然におこなわれていますが、ほとんどの人に外反母趾など足裏の異常が見られます。

指上げ歩きを続けていると、歩くたびに地面からの「過剰な衝撃」を受けて、ひざや腰はもちろん、背中、頚《くび》にまで、ストレスがたまっていきます。

ひどいときには、レントゲンには写らない疲労骨折を引き起こしてしまいます。またそこまでいかない人でも、衝撃がたまってやがて限界を超えたら、慢性的な痛みとなってあらわれるのです。

また、ときには生活習慣病や自律神経失調症など、最近増加している病気まで引き起こしてしまいます。ですから、外反母趾など足裏の異常を軽く考えないで、専門家に診てもらうことが大切です。

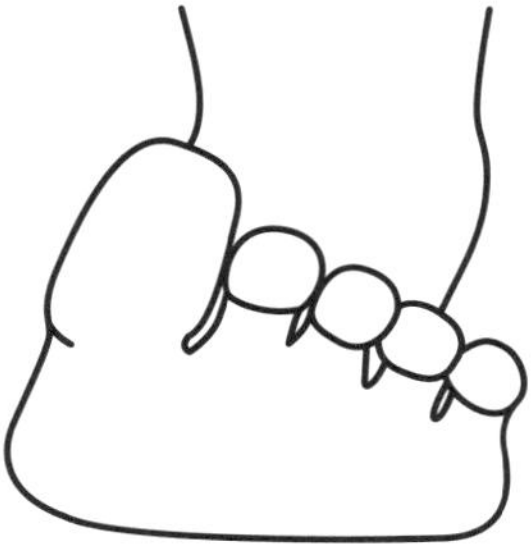

典型的な指上げ足によって指上げ歩きになる

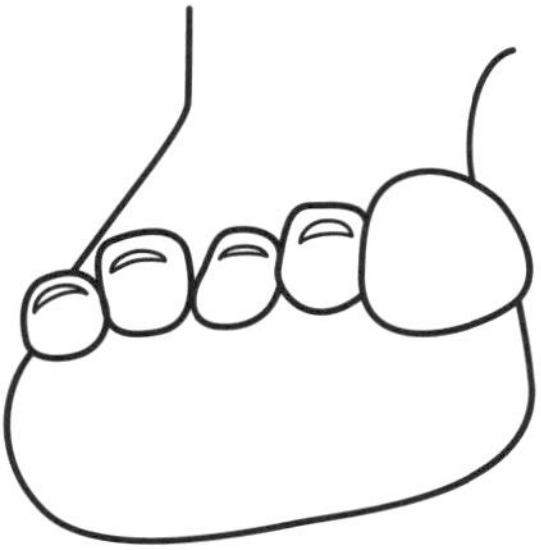

足の指が完全に地面から浮いている状態

指先を上げ、地面に接地しないで、付け根で歩く悪い歩き方
疲労骨折から生活習慣病、自律神経失調症なども引き起こす

2 外反母趾の患者数

あなたが気づかないうちに曲がっていた

●知らず知らずに進行している

最近では外反母趾は、女性の3人に1人の割合で見られるようになりました。外反母趾以外にも扁平足や足裏にタコができるなど、何らかの足裏の異常が起きている人を含めると、何と2人に1人は見られます。

しかし、実は自分で、足裏の異常に気づく人は少なく、知らず知らずのうちに、進行してしまうのです。親指が急に曲がったり、痛みがあれば気づきますが、少しずつ曲がっていくのですから、無意識な場合が多いようです。

日頃から、足裏のケアに気を付けていることが、外反母趾など足裏の異常の進行を防ぐことにつながります。

女性の3人に1人が外反母趾、2人に1人が足裏に異常
足裏の異常に気づく人は少なく、知らず知らずのうちに進行

3 重力 人間が生きていく上で避けられない「力」とは？

●どんなものにも「重力」が影響する

わたしたちが、立ったり座ったり、動いたりする上で、影響を受けているのは、地球上の「重力」です。この力は、地球上で生活するものならば、どんなものにも影響してきます。

つまり、この「重力」という力とバランスを取るために、わたしたちの身体にはいろいろ工夫がされているのです。

例えば、関節や骨の反りなど、重力による地面からのストレスを、なるべく吸収するように作られています。足裏のアーチ（p78参照）もそのひとつですが、外反母趾などの足裏の異常があると、その作用を著しく低下させてしまうのです。

「重力」という力とバランスを取ることが必要
関節や骨の反りなどで地面からのストレスを吸収している

4

足裏のアーチ機能

人間に欠かせない4つのアーチ機能とは?

●アーチ機能がストレスをやわらげる

ひと言で足裏のアーチ機能といってもわかりにくいので、4つに分けて考えてみましょう。詳しくは78ページで説明するので、ここでは簡単に紹介すると、まずは、2つの横のアーチです。足指の付け根の左右のアーチを「中足関節《ちゅうそくかんせつ》の横アーチ」と呼びます。次に、指の先のアーチは「指部《ゆびぶ》の横アーチ」になります。

縦にも2つのアーチが存在します。指の先から付け根までの「指部の縦アーチ」と付け根からかかとまでの「土踏まずの縦アーチ」です。

これらのアーチが、外反母趾などのいろいろな原因で作用しなくなると、身体全体にストレスが伝わり、ストレスがたまっていくのです。

横の2つのアーチ、縦の2つのアーチがクッションに外反母趾などが原因で作用しなくなるとストレスがたまる

5

女性の特長

なぜ外反母趾は女性に多いのですか？

●「お産」が女性の機能を決めた

神様から与えられた女性特有のすばらしい役目に、「お産」があります。子孫を代々受け継いでいくことですが、実はこの役目のために、男性より筋力が弱く、そして関節も浅めに作られているのです。おそらくお産という大仕事を、なるべくスムーズにおこなえるように工夫されているのでしょう。

しかし、筋力が弱いと重力の影響を受けやすく、地面からのストレスによって、アーチを形成する靱帯がゆるんで足裏のアーチが崩れてしまい、踏ん張る力が衰えて、外反母趾を引き起こしてしまいます。そのうえヒールやパンプスなどを好むことも、女性に外反母趾が多い理由に入るでしょう。

女性は筋力が弱く、そして関節も浅めに作られている
筋力が弱いと重力の影響を受けやすく身体がゆがむ原因に

6 左右の足の働き

左右の足には異なる働きがある

●「衝撃」と「ねじれ」を吸収する

歩くとき、左右の足は同じような動きをしているように見えますが、実は微妙に違った役割をはたしています。通常、利き足の右足は下からの衝撃を吸収する役目で、一方左足はねじれを吸収する役目をはたしています。これは、右利きの人、左利きの人関係なく、同じ役目を負っています。

陸上競技のトラックや野球のグラウンドも左回りなのは、曲がる際のねじれを吸収するのが左足なので、この方が回りやすいということになるからです。

最初から、身体は左半身の方がねじれやすくなっています。これも、ねじれを吸収する働きの一種だと考えてください。この二つの働きで、地球の重力とのバランスをうまく保つことができるようになっているのです。したがって、身体の同じ部分でも、左右で役割が違うということを理解していただきたいのです。

2本の足は左右で異なる役割をしている
右半身は衝撃を吸収し、 左半身はねじれを吸収する

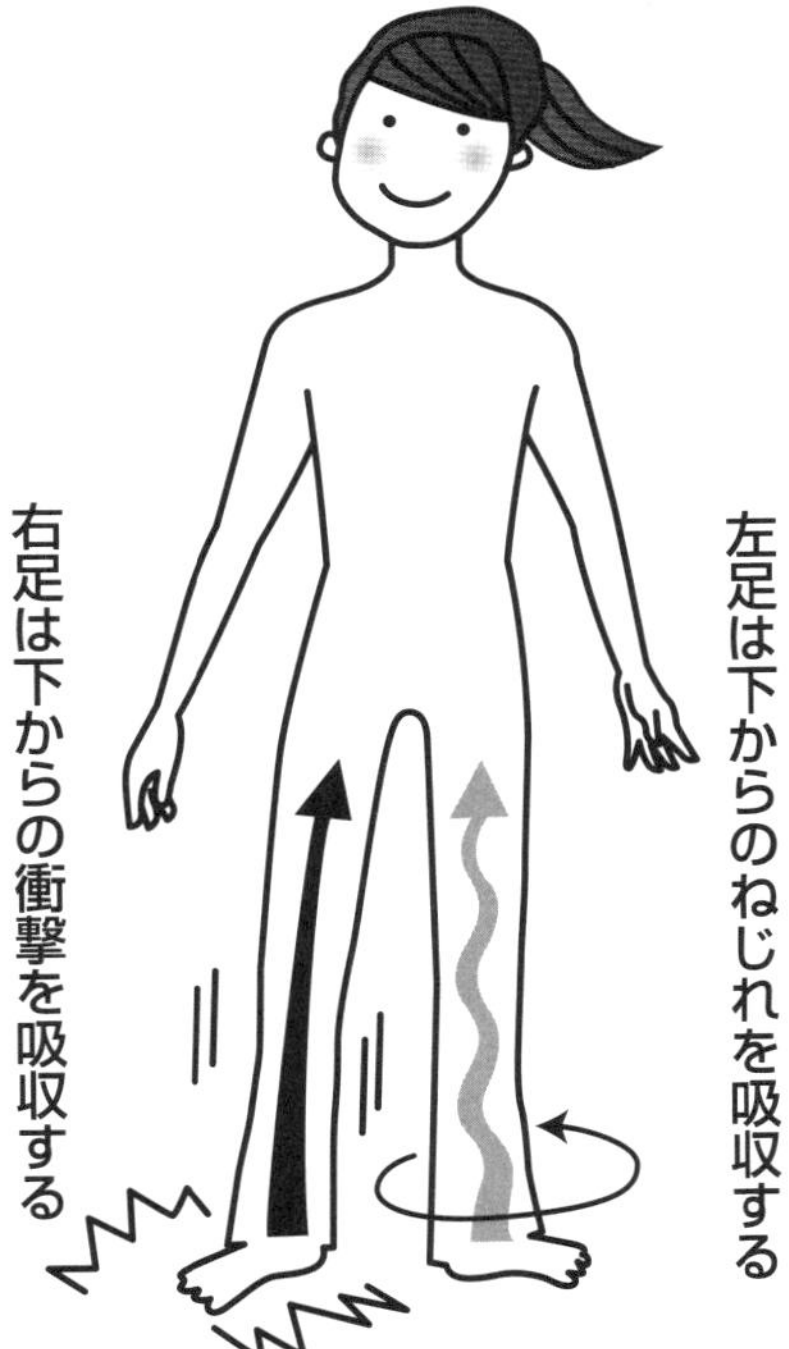

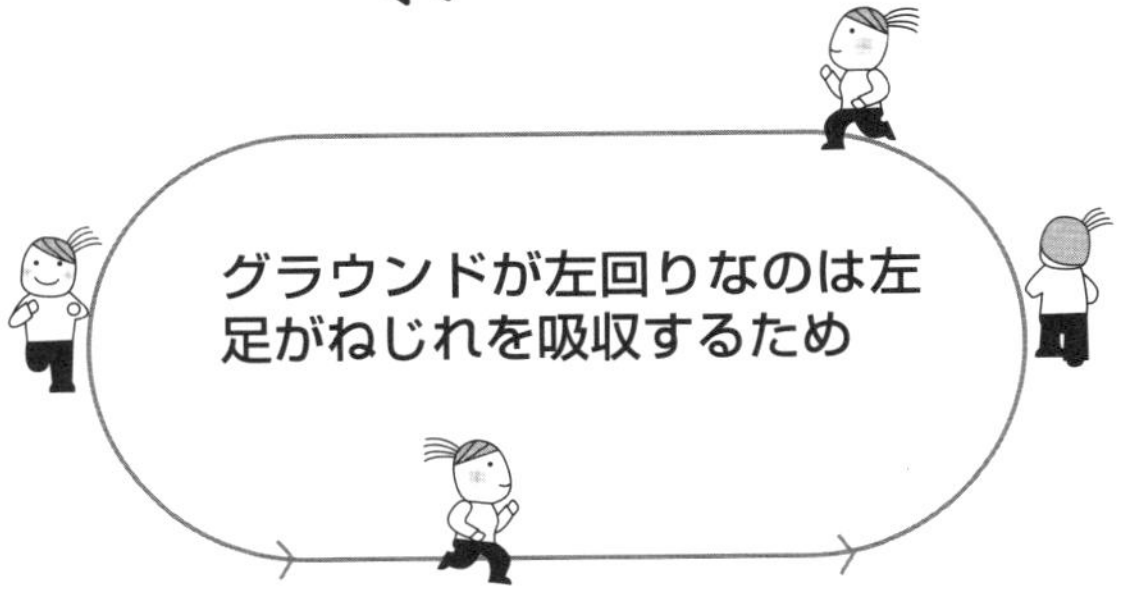
グラウンドが左回りなのは左足がねじれを吸収するため

7

衝撃とねじれ

「衝撃」と「ねじれ」に気を付けてください

●地震の縦ゆれと横ゆれ

ひと言で「衝撃」と「ねじれ」といっても、一般の人にはわかりにくいですが、地震にたとえると理解しやすくなります。地震の縦ゆれが「衝撃」で、横ゆれが「ねじれ」にあたります。本書では、その二つを合わせて「ストレス」と呼んでいます。

つまり人間が生活していく上で、地面からの「衝撃」と「ねじれ」というストレスが2種類あり、それを身体全体でカバーしているというわけです。特に、足裏は身体の土台として、クッション作用という重要な役目を負っています。

この作用が、外反母趾などの足裏の異常で、損なわれてしまうことが、大きな問題なのです。

地震の縦ゆれが「衝撃」で、横ゆれが「ねじれ」
「衝撃」と「ねじれ」を身体全体で吸収している

8

治療の3原則

「バランス」「血行」「固定」で必ずよくなる

●治癒力を高めるために

人間の身体は、どんな傷や痛み、そして病気にも対処できる自然治癒能力を持っています。命にかかわる重症や重病でなければ、その能力を高めることが、治癒への近道です。その際、重要なのが「バランス」「血行」「固定」という治療の3原則です。

つまり患部のバランスを整えて血行を促進しながら、固定して安静にすれば、より治癒力が高まり、早く治ることになるということです。

足裏やくるぶし、ひざ、腰などに痛みが出た箇所も同じ要領で治療をおこなえば、みるみる回復に向かいます。この3つの要素を実践できるのが、本書で紹介するテーピング療法（p90参照）なのです。自然治癒力の向上こそ、治療の第一歩なのです。

「バランス」「血行」「固定」は治療の3原則
「バランス」「血行」「固定」の3原則こそ完治への近道

9

自然治癒力

「自然治癒力」がいちばんの治療法

●生まれながらにして持っている力をいかすには?

自然治癒力とは、人間・動物などの心身全体が生まれながらにして持っている、ケガや病気を治す力・機能です。

つまり、手術を施したり、人工的な薬物を投与したりしなくても治る機能のことです。

自然治癒力の機能の中には、「自己再生機能」があるといわれていますが、外反母趾などの足裏の異常も、この自己再生機能を生かして治します。

それには、テーピングによって、足裏のバランスを整えて、地面からのストレスを減らすことが最大のポイントになります。

そうすれば、自然に自然治癒能力が高まり、身体の不調も治まってくるのです。投薬などの前に、まず最初に、その力を信じて努力してみてください。

自然治癒力とは、生まれつき保有する、ケガや病気を治す機能
外反母趾など足の異常も、この自己再生機能を生かして治す

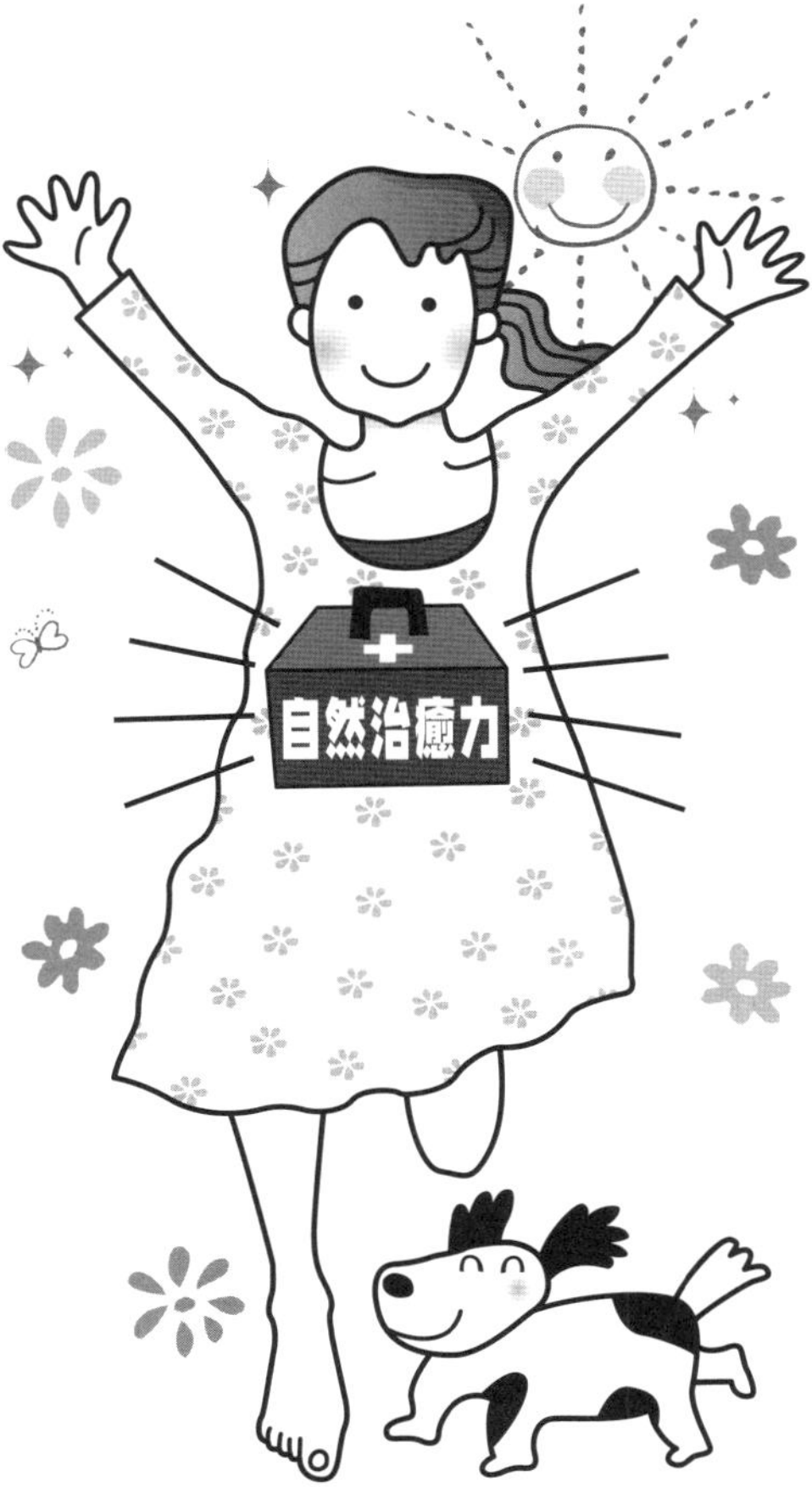

10

曲がる原因

曲がるメカニズムを理解しよう

●じわじわと曲がっていく

外反母趾は親指が小指側に曲がることが主な症状で、現代病といわれています。足裏の退化で、足裏のアーチがなくなり、地面からのストレスを受けることで、指の付け根にある靱帯（中足関節）がゆるんで、親指が小指側に曲がってしまいます。

急に曲がるのではなく、徐々にじわじわと変形していくので、本人にはわかりません。女性の場合は、生まれつき筋肉が弱いので、ますます起こりやすくなるのです。

踏ん張る力が弱いと、衝撃に対して自分の体重が加算されることで、想像以上のストレスが足裏にかかり、靱帯や関節に異常を起こすメカニズムを理解してください。

踏ん張る力が弱く親指が小指側に曲がる外反母趾は現代病
地面からのストレスに体重が加算され、大きなストレスに

11

誘発する病気

外反母趾が引き起こすいろいろな病気

●外反母趾は万病の元

外反母趾によって身体の土台が不安定になると、地面からのストレスが直接上部に伝わって、いろいろな痛みや病気を引き起こします。ひざや腰などの痛みはもちろん、頭痛、肩こり、めまい、ヘルニア、顎関節症、坐骨神経痛、そして自律神経失調症まで、痛みや病気のデパートといってもいいくらいに、あらゆる症状があらわれます。

つまり、「外反母趾は万病の元」と考えてください。単に足の指が曲がるだけではすまない、とても恐い症状なのです。

長年施術してきたわたしが、自信を持っていえることは、早めの処置が重要なので、いますぐ専門家に診てもらいなさいということです。

外反母趾を「足だけの異常」と軽く考えていてはいけない 早めの処置が重要なので専門家に診てもらう

12

慢性痛

外反母趾が引き起こす慢性痛のメカニズム

●原因不明だから慢性に

「慢性痛」とは慢性的に痛みが続くことですが、医療機関にいってもその原因は加齢や運動、消耗（使いすぎ）のためなどといって、ハッキリしたところはわかりません。しかし、それは患部だけしか診ないからです。

腰痛や頭痛など原因不明の慢性痛は、腰や頭に原因があるのではなく、人間の土台、つまり足裏にあるのです。外反母趾などによって足裏が不安定になり、地面からのストレスが身体の各部にストレスを与えて、慢性痛や原因不明の症状が表れるわけです。ですから、レントゲンなどでは見つけられない困った症候群と理解してください。

本当の原因を見つけられないのは、患部だけを診ているから人間の土台である足元から患部を診ればすぐにわかる

13

履き物

靴や履き物が直接の原因ではない

●ヒールやパンプスと外反母趾の因果関係

外反母趾の原因として、一般的にいわれているのは、ヒールやパンプスなど先の細いかかとの高い靴を履くことです。

しかし、これは直接的な原因ではありません。これが原因なら、履いている人すべてが外反母趾にならなければなりません。本当の原因は、昔のように足裏に対する刺激がなくなり、靱帯や筋肉が退化して、外反母趾を引き起こしているのです。

小さいうちから裸足で凸凹の上を歩いていれば、足裏が鍛えられて、アーチのしっかりした健康的な足になりますが、成人してからでも遅くはありません。玉じゃり（p154参照）を踏んだりして、足裏を鍛えることこそ重要なことなのです。

先の細いかかとの高い靴が原因なら、すべての女性がかかる裸足で凸凹の上を歩けば、アーチがしっかりした健康的な足に

14

歩き方

間違った歩き方をしていませんか？

●「正しい歩き方」は正しくない

昔からよく「かかとから地面に着く」歩き方が正しい歩き方といわれてきました。「歩幅を大きくひざを伸ばし、かかとから着地する」。いまでもマナー教室などではこうして指導しているところも少なくありません。

わたしの治療経験からすると、これが一番危ない歩き方なのです。ひざを伸ばしかかとから着地するということは、身体に過剰なストレスがかかるということ。

実際、何も意識しないで自然に歩いてみてください。

かかとと小指、そして親指の3点をほぼ同時に地面に着けていることがわかると思います。

これがいちばん理想的な歩き方なのです。

「かかとから地面につける」歩き方は間違っている

かかとからの着地は身体に過剰なストレスを伝えてしまう

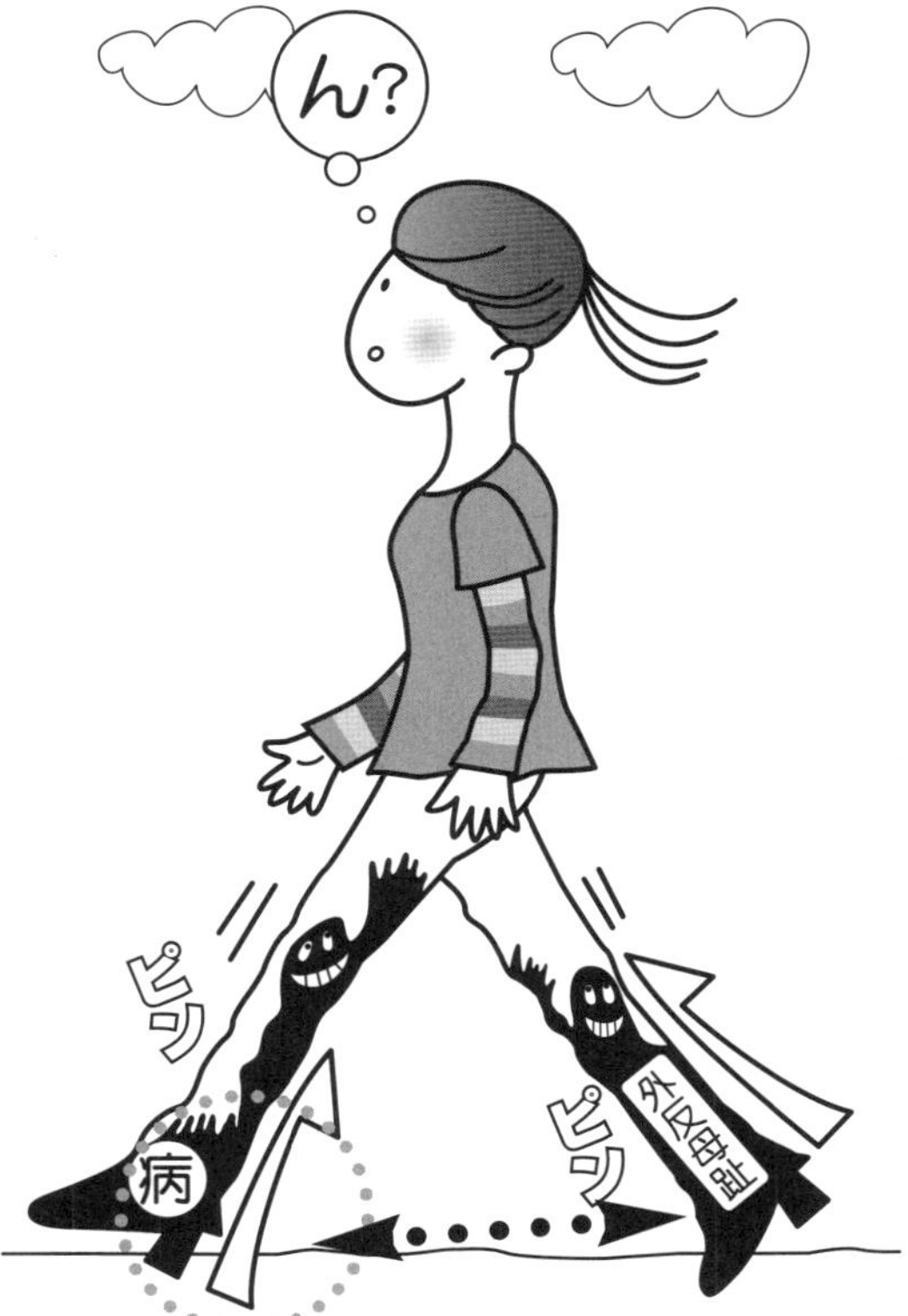
ん？
ピッ
ピッ
病
外反母趾
歩幅を大きく、かかとから着地は間違い

15

運動

運動すればするほど悪くなる

●ジョギングやウォーキングには注意が必要

ジョギングにウォーキングなど健康のために、運動することが大切といわれています。しかし、外反母趾などで足裏に異常のある人は、そのままの状態で運動すると、健康になるどころかますます悪くなります。

つまり身体の土台が安定していないのに運動すれば、地面からのストレスが直接身体全体に伝わって、骨や関節を痛めることになります。

その結果、慢性痛や疲労骨折、最終的には病気まで引き起こしてしまうのです。特に運動は、普段の動きより衝撃度が何倍も増加するので、始める前に必ず足裏のバランスを整えることです。

足裏に異常のある人は、そのまま運動するとますます悪くなる

普段の動きより衝撃度が何倍も増加しくり返される

16

サンダルとハイヒール

サンダルやハイヒールが悪い理由は？

●すねに負担がかかる

サンダルは、脱げないように足の先をサンダルの内側にひっかけて歩くような、指上げ歩きになってしまいます。そのために、すねに負担をかけるので、むくみなどの原因になります。

ハイヒールは身体の安定を保とうとして、必要以上に力が入り、疲れやすくなります。それによって、足のすねやももなどにも余分な負担がかかり、太くなったりむくんだりします。

女性にとって足を美しく見せることは大切なことですが、それだけに気を取られていると、思わぬところに負担がかかり、原因不明の痛みが出てきます。

サンダルはすねに負担をかけ下半身太りやむくみなどの原因にファッションだけに気を取られていてはいけない

17

足によい靴

足にやさしい履き物はありますか？

●地面をしっかり踏みしめる役目

足は身体の土台ですから、不安定ではいけません。

履き物は、その土台をフォローする大事な用具です。

ですから、しっかり地面を踏みしめることができるものが基本です。

いちばん足によい履き物は、クッション機能の高い編み上げ式の靴です。履いてから、ヒモを締め上げれば、靴の中でしっかりと足を固定してくれます。

そうすると、地面からのストレスもしっかり受け止めることができて最適です。

見た目に地味で、オシャレではありませんが、足に異常のある方には特に向いているのです。

履き物は身体の土台をフォローする大事な用具
足によい履き物はクッション機能の高い編み上げ式の靴

18

外反母趾専用靴

外反母趾専用靴にだまされないように！

●なぜ誤解を呼ぶのか？

最近外反母趾用の専用靴が、盛んに売り出されているようです。土踏まずに出っ張りがついたり、靴の中がゆったりと大きめに作られた靴です。

しかし、これはほとんど機能していません。直接の原因である足裏の踏ん張る力を回復させせないで、靴だけに気を取られていては本末転倒です。

その証拠に、高価な外反母趾専門靴を購入しても、まったく治らなかったり、ますますひどくなったりすることがあります。

本来なら、外反母趾専用靴は靴の専門家だけではなく、外反母趾の専門家が中心になって作るべきなのです。

靴の中が大きめに作られた外反母趾専用靴は足に悪い
靴の専門家は外反母趾の専門家ではない

19

外反母趾専用器具

外反母趾用専用器具にだまされないように！

●不良品もいっぱい販売されている!?

外反母趾の専用器具が、よくスーパーや量販店で売られているのを目にします。評判がよくて、売れ行きも良好なようですが、ちょっと注意してください。

中にはなんの機能も期待できないものもあるからです。実際に、外反母趾のメカニズムを考慮した用具でないと効果がありません。

残念ながら、足裏のバランスを整える機能がなければ、単に指の間を開くだけでは、外反母趾は治りません。

実際には、中足関節を締めて、足裏のアーチを回復させれば、自然に足の指は開いて踏ん張る力が戻り、健康になっていくのです。

外反母趾のメカニズムを考慮していない用具はダメ

単に指の間を開くだけでは外反母趾は治らない

第3部

外反母趾は切らずに自宅で治せる！

処方編

1 自宅で治す

ほとんどの外反母趾が切らずに自宅で治せる！

●重症でもあきらめてはいけない

ひどい外反母趾でも、わたしの35年以上の治療経験から、切らずに自宅で治すことができます。詳しくは92ページを参照して頂きたいのですが、自宅から通院して、テーピングなどの処置をしてもらい、自宅では自分でテーピングするか、その機能のある用具（巻末参照）を装着しているだけで回復に向かいます。

お風呂に入っても大丈夫など一般的な生活には何の不自由もないし、仕事場でも目立たない用具で楽に過ごせます。

ですから、医師から手術を宣告されたからといって、落ち込む必要はありません。

ひどい外反母趾でも切らずに自宅で治せる
医師から手術を宣告されても落ち込む必要はない

治療期間 2

痛みは3ヵ月で全快、形は1年で30％回復する

●まず症状の程度を診断する

外反母趾でお悩みの方は、まず専門家の診断を仰げば、症状の程度がわかりますが、ひどい痛みでも、週1回の通院を2〜3ヵ月続ければ、ほぼ回復します。

形は1年で平均30％回復しますが、この状態でも踏ん張る力がつくので、身体にストレスが伝わるのを防ぐことができます。ここで、思ったように回復しなければ、初めて手術という選択肢が生まれます。

ただし先天的なもの、リウマチなどの病気が伴うものについては形は回復しないので、手術が必要になる場合もあります。この場合は、専門医師に相談してみてください。ですから、ひとりで悩まずに、まず専門家にかかって診てもらうことが先決です。

まず専門家の診断を仰ぐことが先決
痛みは全快、形は1年で平均30％は回復する

3

足裏のアーチ

足裏のアーチを取り戻すことが大切だ

●外反母趾と足裏のアーチの関係は？

外反母趾になる人の80％以上が、足裏のアーチに問題があります。足裏には

①中足関節の横アーチ
②指部の横アーチ
③指部の縦アーチ
④土踏まずの縦アーチ

という4つのアーチがあります。このうちひとつでも欠けると、身体の各部が地面からのストレス（衝撃とねじれ）を直接受けて、痛みや病気の原因になってしまいます。

ですから、このアーチを取り戻すことが、治療のポイントになります。一旦失われたアーチは、テーピングなどの処置で足裏のバランスを整えるところから始めます。徐々に回復していることが自覚できれば、完治は近いといえます。

外反母趾になる人の80％以上が足裏の横アーチが足りない
足裏のアーチを取り戻すことが治療のポイント

足裏の4つのアーチ

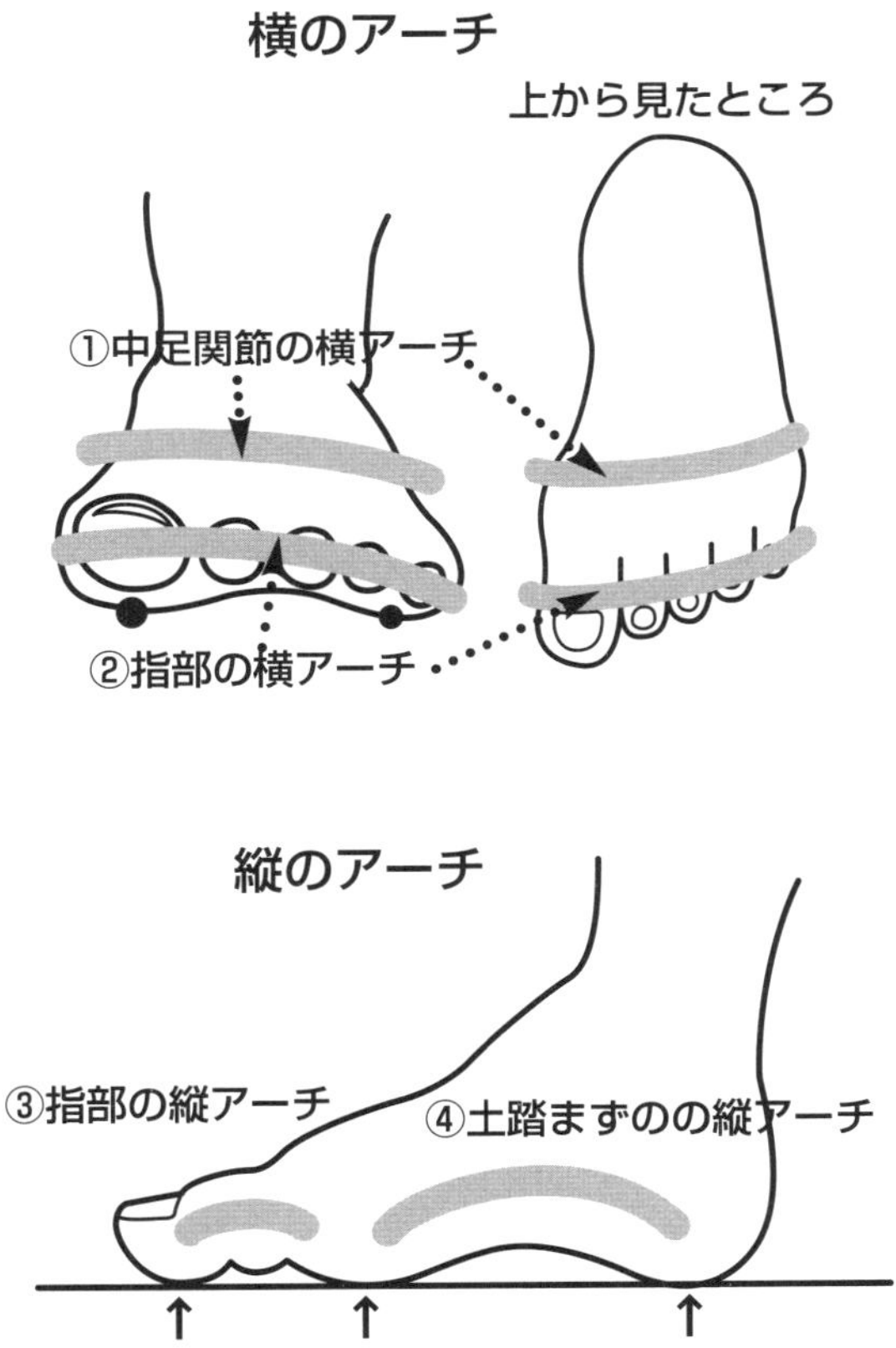

4

重度の症状

どんなにひどくても1年半で全快する

●重度の外反母趾は生活に支障をきたす

外反母趾がひどくなると、身体の各部に痛みが走り、イライラ、ズキズキして倦怠感に包まれます。

ひどい場合には仕事につけなくなったり、自宅で寝込んでしまうことになりかねません。実際に、そこまでいった患者さんも何人もおられます。

本来なら、その前に適切な処置を受けるべきなのですが、そこまで症状が進行していても悲観してはいけません。

専門家に診断してもらい、適切な治療を受けさえすれば、1年半で治すことができます。ただし、辛抱強く治療に専念することが大切です。

症状が進行していても悲観してはいけない
適切な治療を受ければ1年半で治せる

5 専門治療院

心配なら専門医に診てもらおう

●外反母趾は軽く考えられている

通常外反母趾という症状は、あまり深刻に考えられず、医者や治療院にかかる方も少ないのです。実際医者にかかっても、ヒールやパンプスのような履き物などが原因として、適切な治療が施されてきませんでした。

そうすると症状はどんどん進行して、親指が小指側に曲がりきって、かなり進行してから、専門医にかかるケースがほとんどでした。外反母趾は、いろいろな痛みや症候群など万病の元なので、簡単に考えてはいけません。

最初から軽く考えず、気になることがあれば、専門医や専門家に診てもらってください。

一般の病院では適切な治療が施されないことが多い
軽く考えず、気になることがあれば専門医(家)に診てもらう

6

手術

医者に手術を勧められたら？

●手術で必ず治るのか？

本書で紹介した外反母趾のメカニズムは、まだまだ医者の間に浸透しているとはいえません。ですから、医者のアプローチはどうしても外科的な処置が中心になってしまいます。確かに手術は治療法の選択肢ではありますが、決してすべての患者に有効なわけではありません。

もし、医者から手術を勧められたら、その場で結論を出さないで、セカンドオピニオン、それも足の専門医や専門家に診断してもらってください。

メスを入れなくても、有効な治療法があるはずです。本書で紹介するテーピング療法を試してみてください。

外反母趾のメカニズムはまだ医療者の間に浸透していない
メスを入れなくても、テーピングなど有効な治療法がある

7 失敗例 手術してもよくなるとは限らない

●失敗例はいろいろある

わたしの治療院に来る患者で、外反母趾の矯正手術で納得のいく結果にならない人も多くいます。手術後に元に戻ってしまったり、さらにひどくなってしまった人も多いのです。ほかにも、親指にまったく力が入らなくなったり、反対に固く固まってしまったり、他の部分が痛くなったり、いろいろな失敗例が報告されています。

もし失敗ではないかと感じたら、自分ひとりで悩まないで、わたしのような専門家に相談してください。悲観していても、症状はよくなりません。

どんな状態でも決してあきらめず、少しでもよくしようという強い意志と知識を持ち続けることが大切です。

外反母趾の矯正手術では納得のいかない結果も多い
自分ひとりで悩まないで、足の専門医や専門家に相談する

8

テーピングの基本

まず、テーピングの基本を学ぶ

●身近に購入できるテープで大丈夫

テーピングに使用するテープは、大手の薬局やスーパーで市販されているスポーツテープで十分です。5センチ幅の伸縮性のあるものを選んでください。できれば、素材が薄くかぶれにくく、粘着性の強いものがよいでしょう。

テーピングのポイントは、ゆるんだ中足関節（指の付け根にある関節）とリスフラン関節（土踏まずにある関節）を締めて、足裏のバランスを整えることです。

そのために使用するテープは、全部で6枚必要で、カットの形は4種類になります。

①かかとテープ（左右の区別はありません）

伸びるテープを型紙を見本にして、23センチにカットします。

②親指テープ（左右の区別はありません）

伸びるテープを型紙（p86参照）を見本にして、15センチにカットし、片方の端を3センチ残して、2本の切れ込みを入れ3等分にします。

③小指テープ（左右の区別はありません）

伸びるテープを型紙を見本にして、8センチの長さにカットし、一辺が2センチもう一辺が3センチになるように、斜めにカットし2つにします。それぞれ3センチの一辺の端を1センチ残して、切れ込みを入れ2等分にします。小指テープは一度に2回分できます。

④足裏横テープ（左右の区別はありません）

伸びるテープを22センチの長さに計ってからカットし、両辺を3センチ残し、中央の辺が4センチ残るように、斜めにカットし富士山形にします。

⑤基本アーチテープ1（①と同じで、左右の区別はありません）

⑥基本アーチテープ2（①、⑤、⑥は同じものです）

伸びるテープで中足関節（横アーチ）や甲をぐるりと1周させるために、23センチの長さにカットし、重なりしろが十分できるようにしてください。

市販されているスポーツテープで十分 テーピングのポイントは足裏のバランスを整えること

テープのカット方法

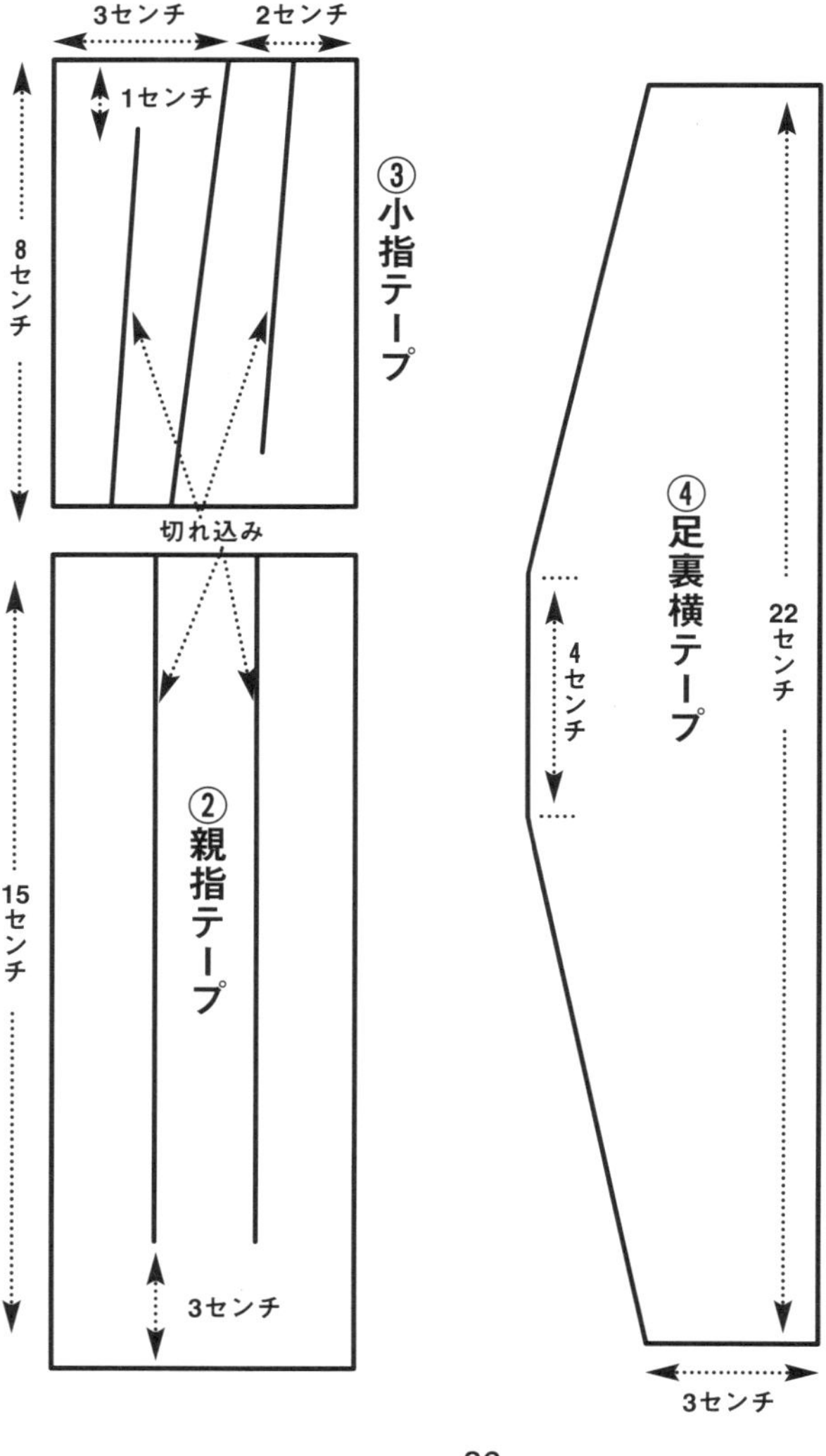

3センチ
2センチ
1センチ
8センチ
③小指テープ
切れ込み
15センチ
②親指テープ
3センチ
④足裏横テープ
4センチ
22センチ
3センチ

①かかとテープ
縦23センチ×横5センチ

⑤基本アーチテープ1
縦23センチ×横5センチ

⑥基本アーチテープ2
縦23センチ×横5センチ

9 テーピングの注意点

知っておきたい！テーピングの際の注意点

●なるべくうまく貼るコツとは？

初めてテーピングする際には、慣れていないので、なかなかスムーズに貼ることができないでしょう。なるべくうまく貼るコツは、強弱をつけて貼ることです。

足裏横テープ、基本アーチテープは締め付けが強すぎると、弾力性があるために、歩いているときや寝ているときに痛みが出てしまいます。テープをして、かえって痛みが増したら、強く巻き過ぎたことが原因だと思ってください。

足以外、つまり膝や腰、首が痛い場合でも、身体の土台となる足裏のバランスを整えることで、上部の安定性が増すので治りが早いということを理解してください。

特に、整体やカイロプラティックにかかった場合、通常は1日で元のゆがみに戻ってしまうことが多いのですが、このテーピング法で足裏バランスを整えておけば長持ちするのです。逆に、何をしなくても足裏のバランスを整えておくだけで、身体のバランスも整って、整体やカイロプラティックに匹敵した効果を上げることもできます。

テープをうまく貼るコツは強弱をつけて貼ること
強すぎると歩いているときや寝ているときに痛みがでる

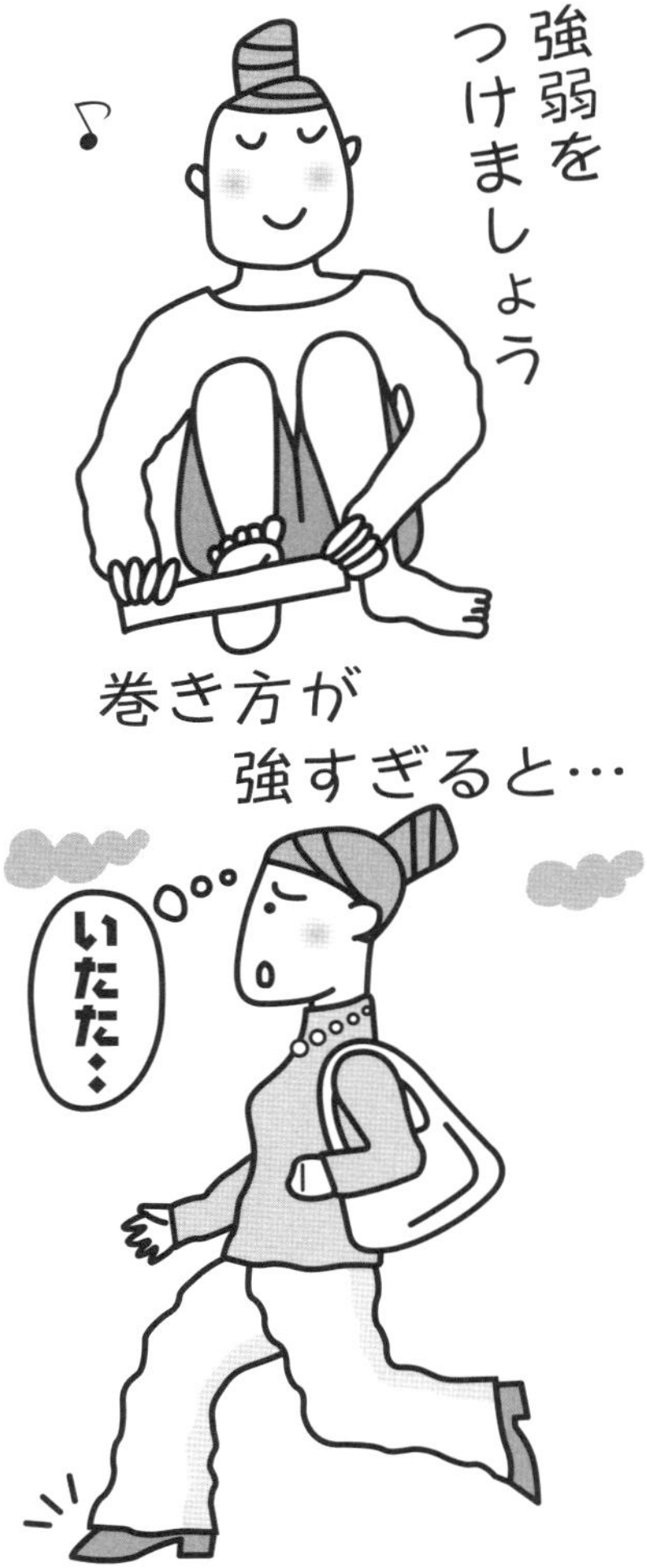
強弱をつけましょう
巻き方が強すぎると…
いたた・・

10

テコの原理

基本はテコの原理をいかしてテーピング

●「力点」「支点」「作用点」は力の伝導線

外反母趾や指上げ足は、歩くときに、親指が必要以上に小指側に押されてしまいます。これが、次頁の図のように、テコの原理でいうと「力点」となり、「支点」が親指の付け根の部分、「作用点」が外くるぶしの方向となります。

テコの原理によって「力点」→「支点」→「作用点」と力が伝わっていくので、アーチが消滅して不安定な足裏になってしまうのです。

これを矯正するには、「支点」となる親指の付け根と「作用点」となる小指の付け根と外くるぶしの中間を押してやります。

こうすれば、「支点」となる親指の付け根には、中足関節にあたる横アーチが回復して、「作用点」となる小指の付け根と外くるぶしの中間にある、リスフラン関節がしまり、縦アーチが再生されるようになります。テーピングが単にゆるんだ箇所を締め付けるだけでなく、きちんとした論理的な裏付けをよく理解してください。

「力点」「支点」「作用点」のテコの原理をいかせ
ゆるんだ箇所を締め付けるだけでなく、論理的な裏付けがある

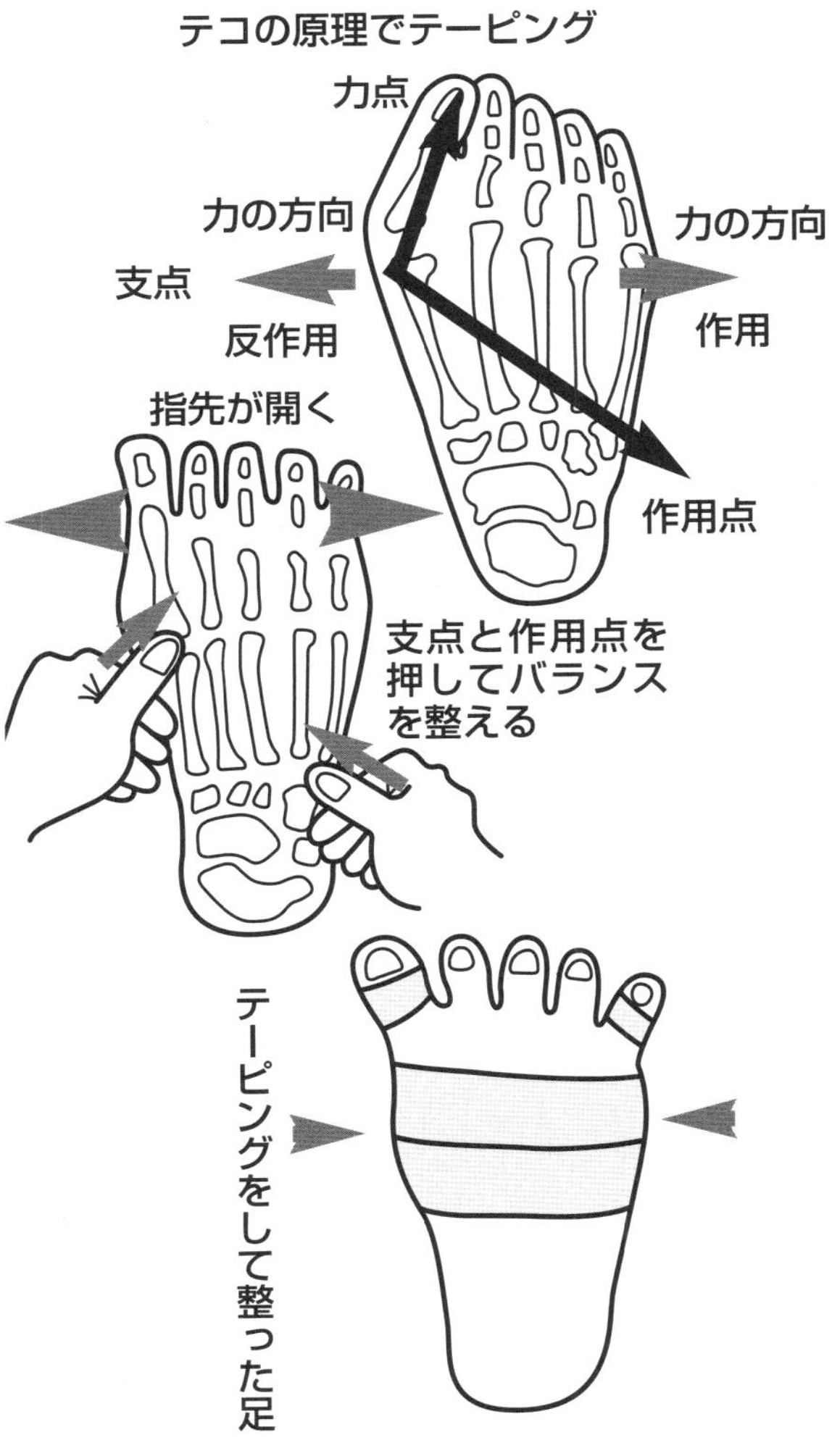

痛みのないときのテーピングの手順①

●テープを貼る指の順番は？

痛みのないときのテーピングの仕方を2回に分けて説明します。まず、①かかと、②親指、③小指の順番に貼っていきます。

①かかとテープ

かかとから指先方向、やや足裏に向かって貼り、親指側を短く小指側を長めにします。足裏と足部の境目にテープの上端部がくるように貼ります。

②親指テープ

イ　かかとテープに貼りはじめの一部を重なりあわせて貼ります。貼り始めは引っ張らずに弱く貼り、次に引っ張りながら、真ん中のテープを親指の内側面に親指を戻すように貼り、指先から爪のまわりにかけては再び弱く貼ります。このとき爪にかからないようにしてください。

ロ 上側のテープを引っ張りながら、親指の付け根（母趾球部）でクロスさせて、親指の下側に巻き付け、指先から爪のまわりにかけては再び弱く貼ります。

ハ 下側のテープを引っ張りながら、親指の付け根（母趾球部）でクロスさせ親指の上側に巻き付け、指先から爪のまわりにかけては再び弱く貼ります。

③小指テープ

イ かかとテープに貼りはじめの一部を重なりあわせて貼ります。貼り始めは引っ張らずに弱く貼り、次に引っ張りながら、小指を起こすように、小指の外側から内側に向かって巻き付けます。

ロ 下側のテープを引っ張りながら、小指の付け根部分でクロスさせて巻き付けます。

時間がかかっても、まず自分でやってみることが大切
①かかと、②親指、③小指の順番に貼っていく

かかとテーピング

A

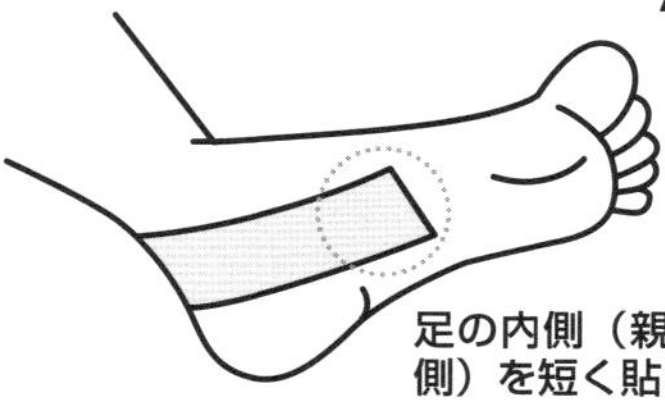

足の内側（親指側）を短く貼る

B

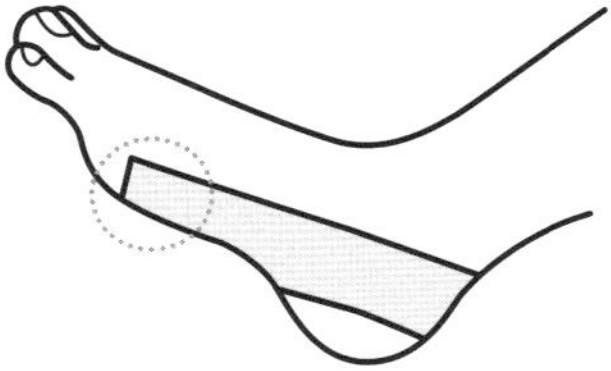

足の外側（小指側）を長めに貼る

C

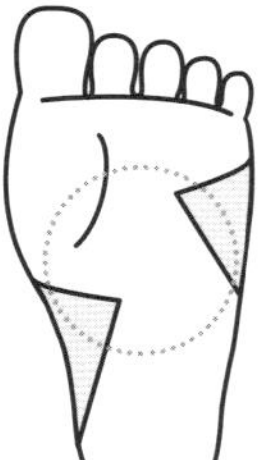

足の裏側は、土踏まずを巻くように貼る

D

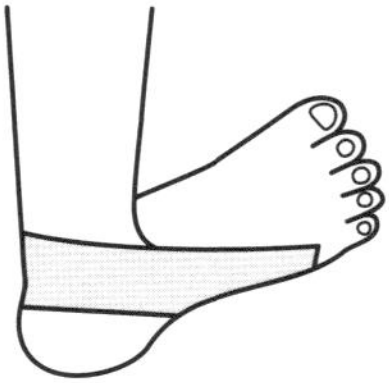

アキレス腱の後ろかかとに向かって、左右に貼る

親指テーピング

A

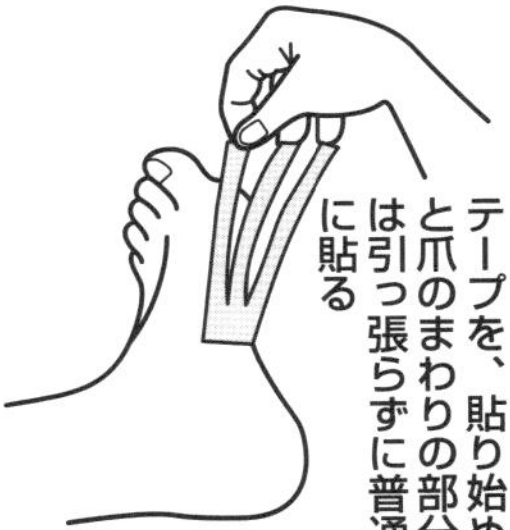

土踏まずの横側から、3本に分かれたテープを、貼り始めと爪のまわりの部分は引っ張らずに普通に貼る

B

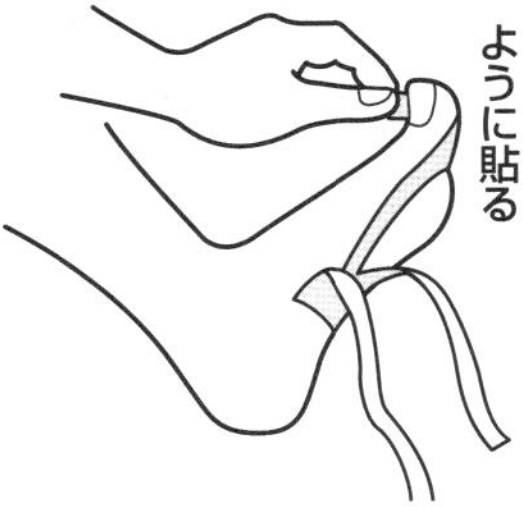

3本の真ん中のテープを親指の下に回して、巻くように貼る

C

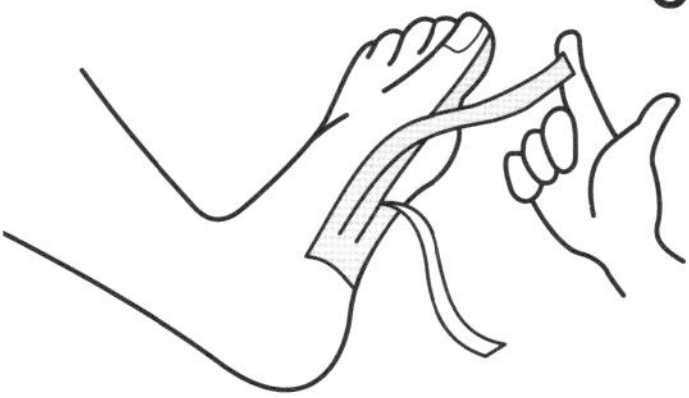

上のテープを親指の横から前に回して、巻くように貼る

D

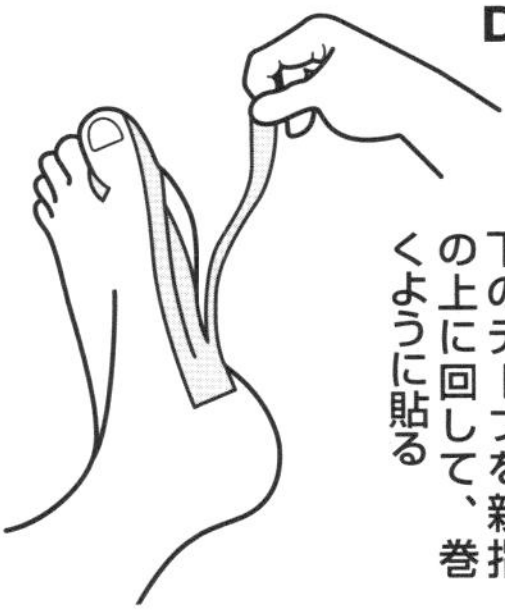

下のテープを親指の上に回して、巻くように貼る

E

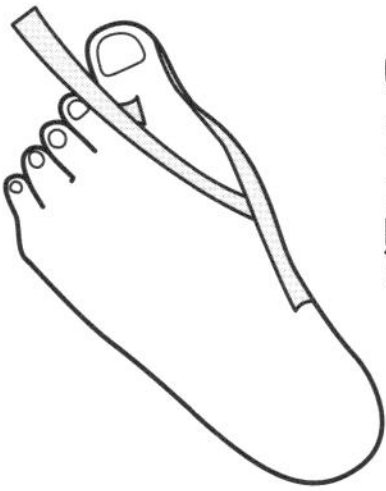

親指の爪の横でクロスさせて、爪にかからないように貼る

F

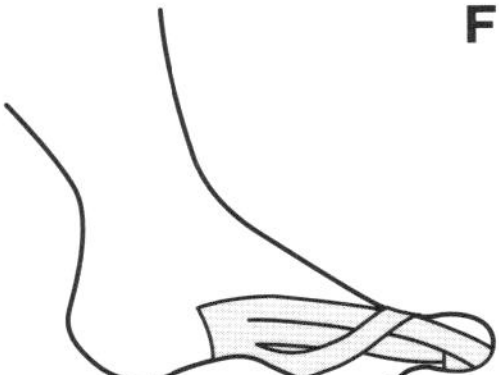

横から見た完成図。テーピングの順序に注意

小指テーピング

A

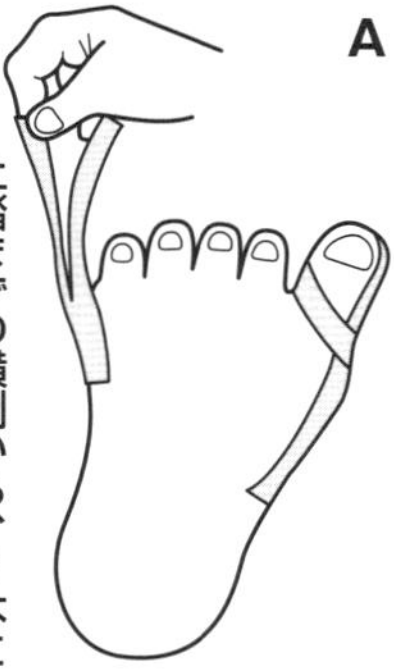

土踏まずの横側から、2本に分かれたテープを、横になっている小指を起こすためにやや引っ張って強めに貼る

B

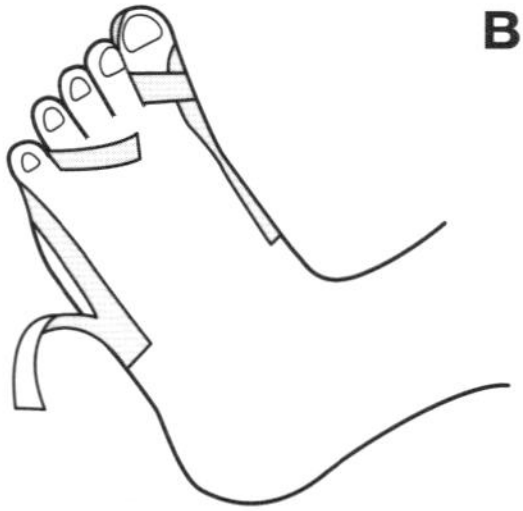

2本の上のテープを小指の下から上に巻くように貼る

C

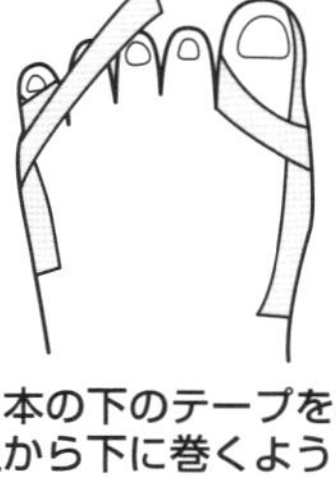

2本の下のテープを小指の上から下に巻くように貼る

D

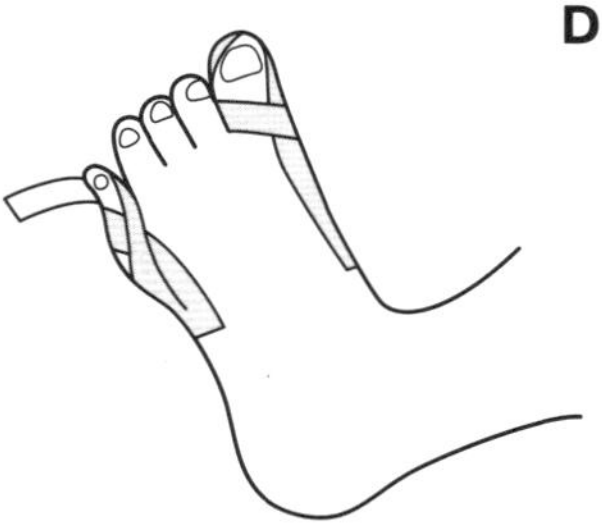

小指の下を通して爪にかからないようにする

E

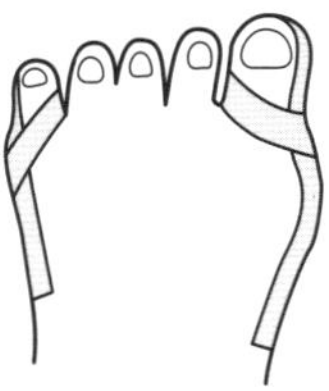

小指にタコができている場合には、タコをさけて貼る

12 テーピングの手順②

痛みのないときのテーピングの手順②

●あせらず、ゆっくりテーピング

次に、中足関節などを締めて、補強するための③足裏横テープ、④基本アーチテープ1・2です。

④足裏横テープ

イ まず、足裏の中央部分に貼り、両端を引っ張りながら親指、小指側の側面まで強く張り、足背部はかぶれを防ぐために引っ張らずに弱く貼ります。

ロ このとき、足裏の中足関節の真ん中を押さえて、横アーチを作りながら、左右片方ずつ貼ってもよいのです。

⑤基本アーチテープ1

イ 通常、ねじれている親指を元の位置に戻しながら、ねじれ方によって逆になる場合もあります。

ロ　このとき、足裏は軽く引っ張りながら、足背部は普通に貼ります。

⑥基本アーチテープ2

イ　二枚目の基本アーチテープ2は甲の方へ三分の一ほどずらし、外くるぶし側に重なりしろがくるように貼ります。

ロ　重なりしろの部分だけを強めに貼ります。

やり初めは、6個のテーピングをおこなうので、慣れるまでは時間もかかるし面倒臭いと思われるでしょうが、ここであきらめては効果はありません。風呂上がりなどちょっとホッと落ち着いた時間に、じっくりねばり強くテーピングしていきましょう。継続してやっていけば、5回くらいでうまく貼れるようになります。そうすれば、回復への道程も近いことでしょう。

足裏横テーピング

A

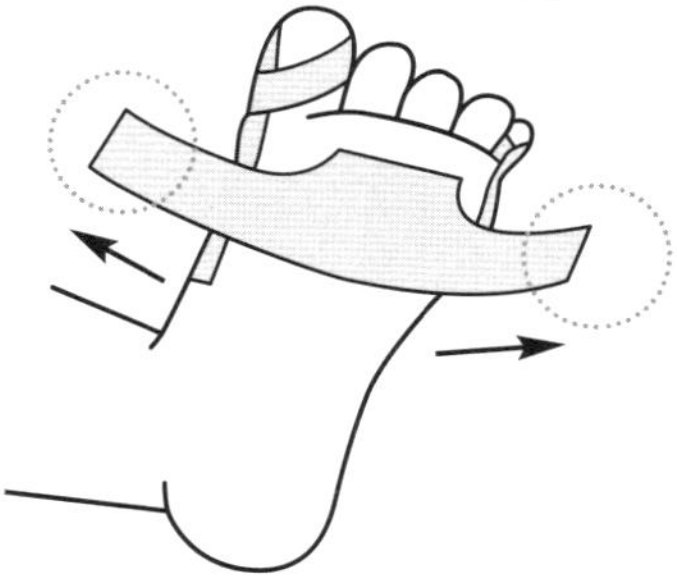

足裏の横アーチを再生するように、引っ張りながら貼る

B

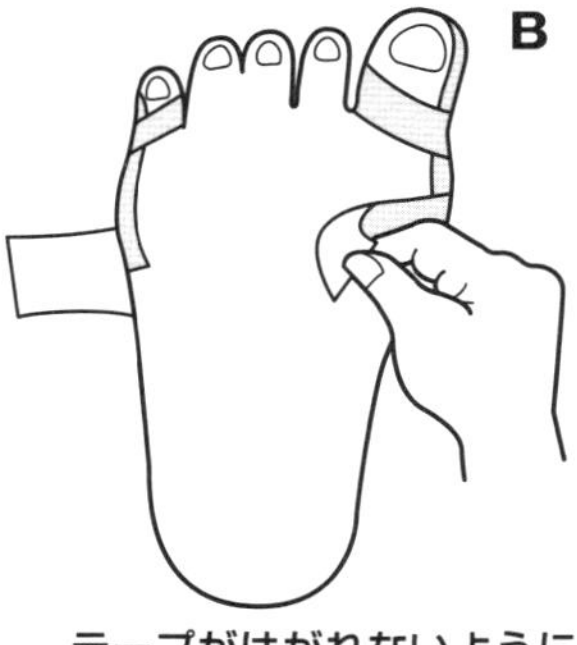

テープがはがれないように、足裏を押さえながら貼る

C

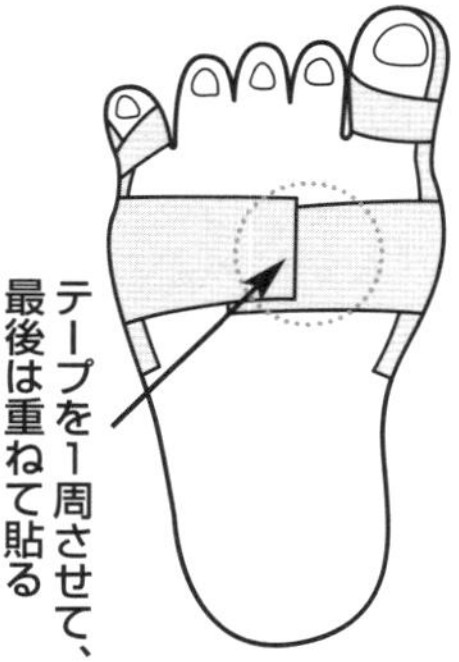

D

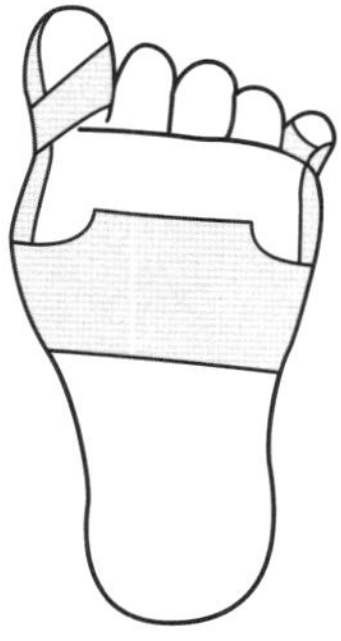

裏から見た完成図

基本アーチテーピング１

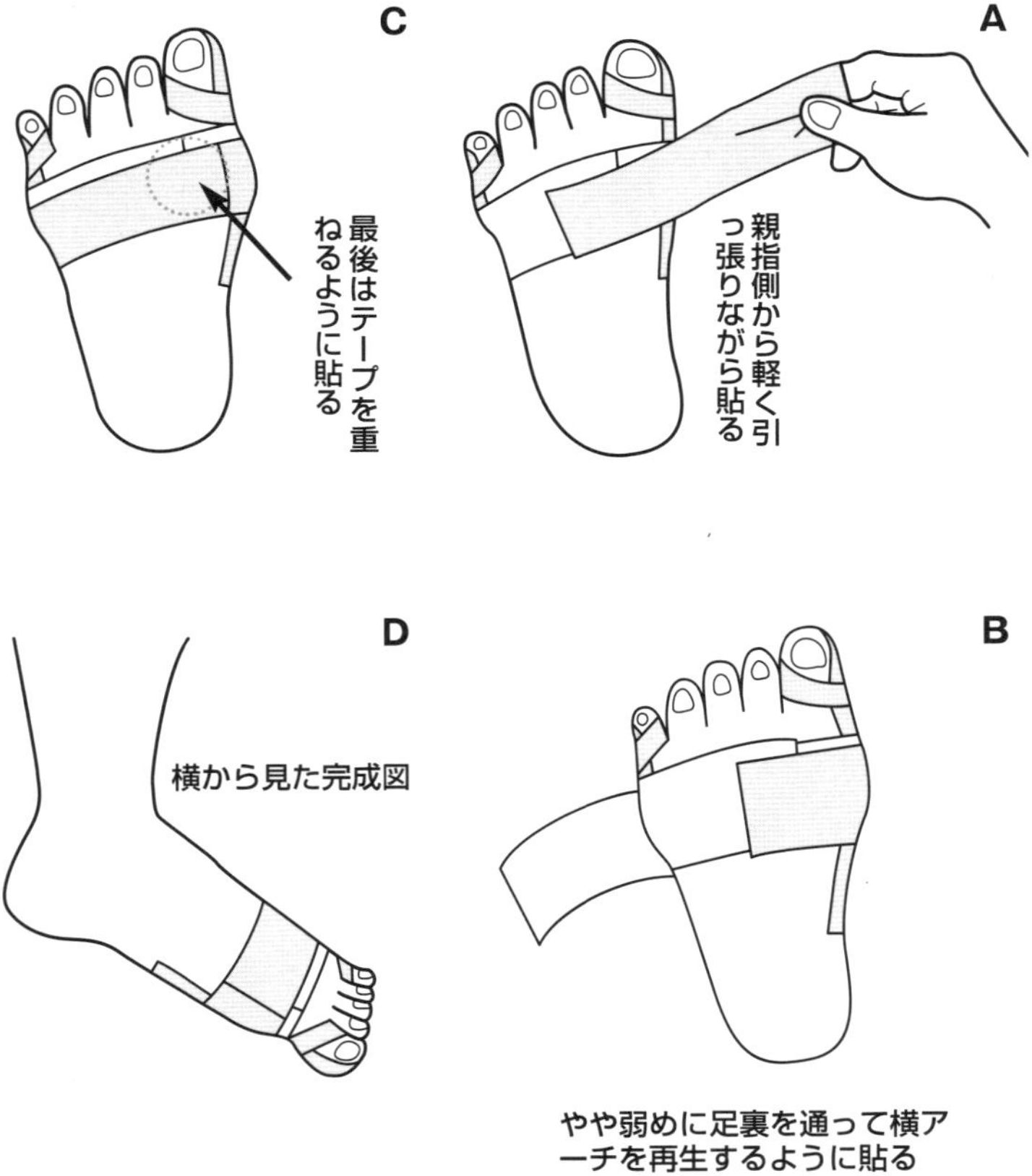
A
親指側から軽く引っ張りながら貼る
B
やや弱めに足裏を通って横アーチを再生するように貼る
C
最後はテープを重ねるように貼る
D
横から見た完成図

基本アーチテーピング 2

A

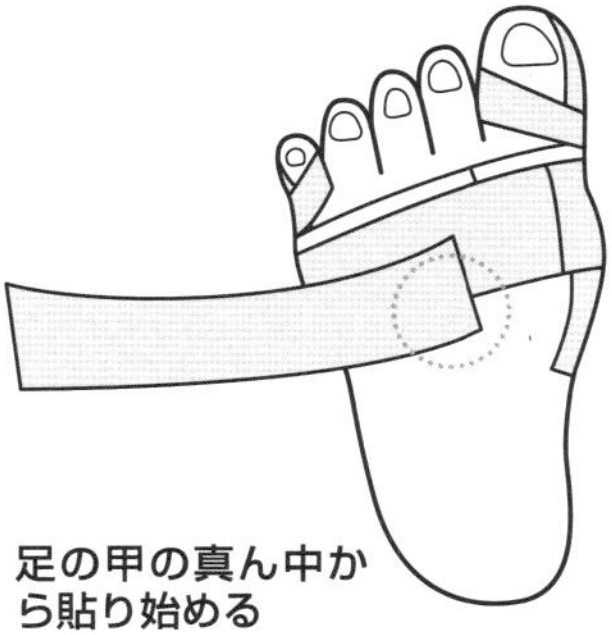

足の甲の真ん中から貼り始める

B

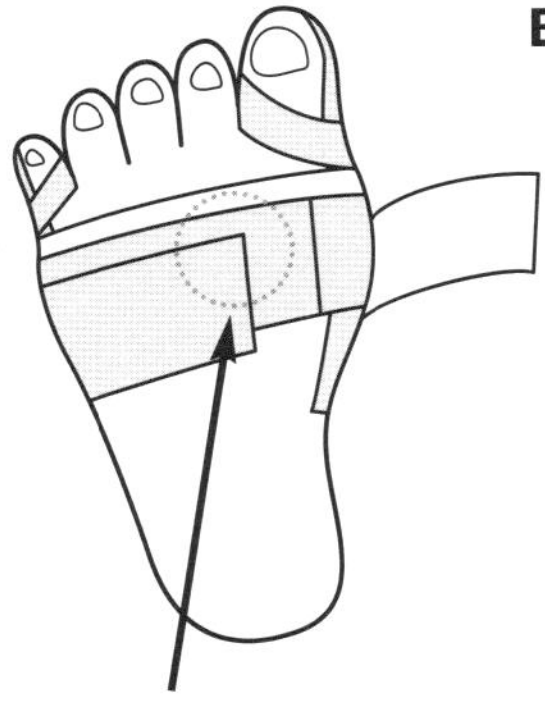

そのとき、基本アーチテープ1に3分の1くらい重なるようにする

C

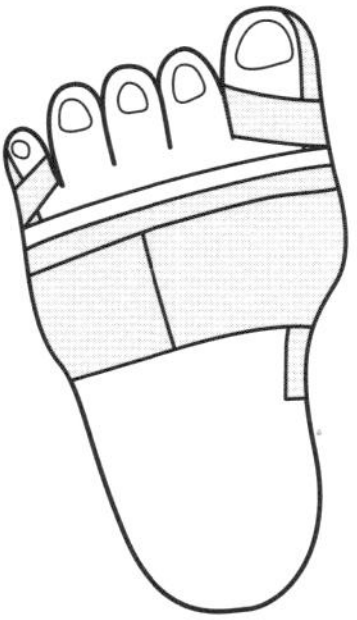

最初はなるべく弱めに貼るのがポイント

D

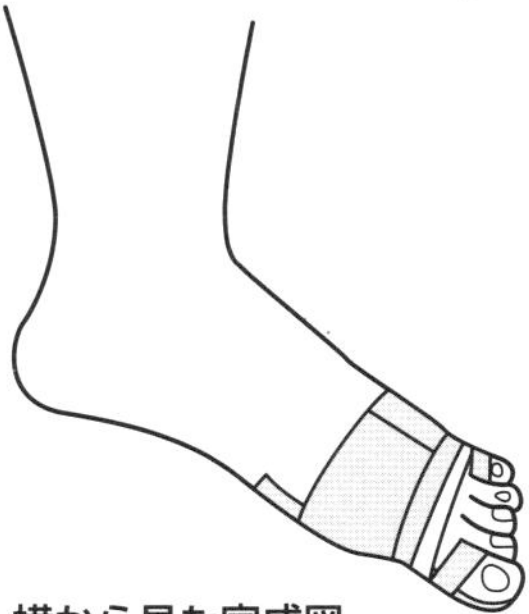

横から見た完成図

13 痛みのあるとき

痛みのあるときはこういう方法で

●横の固定をしっかりと

実は医療機関にいくと、外反母趾などで足裏に痛みのある人は手術を勧められます。メスを入れることには勇気がいりますが、あまりの痛みに耐えかねて、つい手術を受けてしまう人も多いですが、それで完治するというものではありません。何回もいうように、根本の原因が解消されない限り、必ず再発するのです。

そこで、わたしが勧める治療は、身体的にも金銭的にも患者さんに負担が少ないテーピング療法なのです。ただし、症状はかなり進行しているのですから、しっかりした固定が伴うテーピング（p104参照）が必要になります。

これは、「外反母趾の痛み」「親指の付け根の痛み」「内反小指の痛み」「指上げ足による付け根の痛み」「甲の痛み」「タコ」など、どんな痛みにも効果のあるテーピング法です。

「痛みがない」場合のテーピング処置を施す前に、中足関節を包帯で固定して、横に広がらないようにする方法です。

①痛みに対しては、何よりも中足関節の固定保持です。伸縮性のない5裂の包帯で中足骨全体を補強するように、3〜4回重ねて巻いて、紙のテープで留めておきます。

②巻いた後に、包帯の足背部と足裏部の前側に浅めに、ハサミで半円状のカットを入れておくと余分な力が逃げるために、圧迫痛がなく安全です。

③このように包帯を巻いた上から、基本のテーピング法（痛みがない場合のテーピング法）で包帯が全部隠れるようにしておくと、美的な面も損なわずに効果があります。

④痛みがある場合のテーピング法は、次頁の図のように基本テープを一枚多く、かかとから甲に向かって斜めに貼り、包帯を隠すのと同時にずれないようにします。

痛みがある人はしっかりした固定が必要
中足関節を包帯で固定して、横に広がらないようにする

痛みのある場合のテーピング法

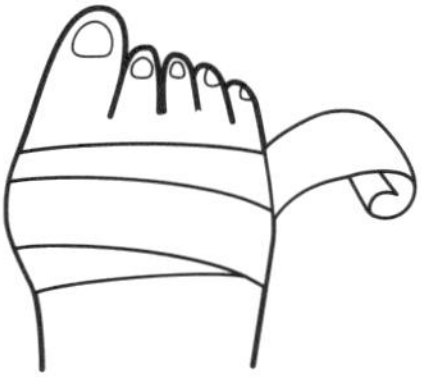

①テーピングをする前に、市販の幅6センチほどの包帯を3～4回巻く

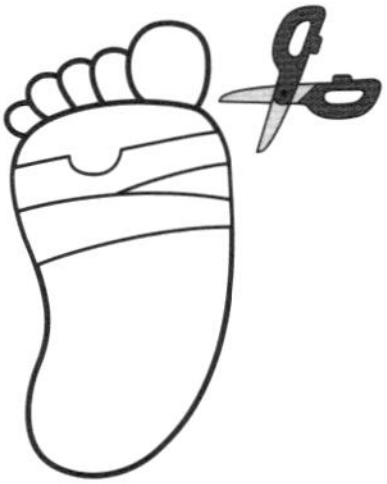

②足裏部分に、ハサミで、ゆるい半円状の切り込みを入れる

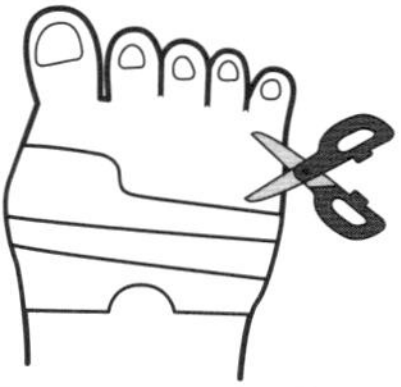

③甲側には、きつく巻くと裂けやすいので、さらにゆるい弓状の切り込みを入れる

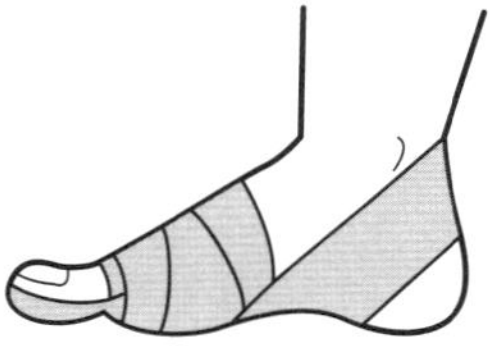

④包帯の上から痛みのない場合のテーピング法を施す

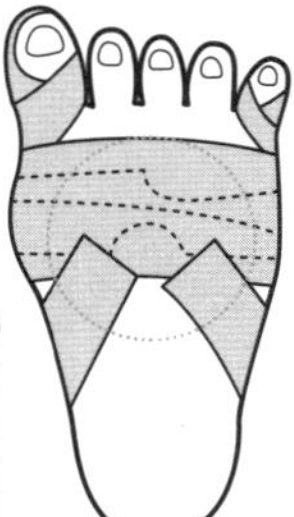

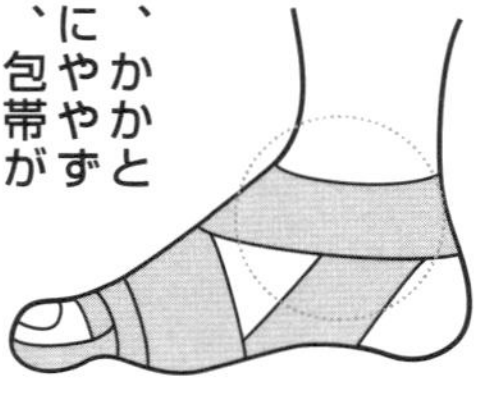

⑤さらに、もう一枚、かかとテープの上に、甲側にややずらしてテープを貼り、包帯がずれないようにする

14

その後のケア

テーピング後のケアをしっかりやろう

テーピングは3日間貼り続けて1晩休むことが基本
お風呂に入ったら濡れないようにして、ドライヤーで乾かす

●お風呂でも大丈夫

テーピングは通常、3日間貼り続けて1晩休むことが基本です。皮膚を適度に休めて、かぶれないようにするためです。その間、痛みのある場合のテーピングは、お風呂に入るときはテープが濡れないように、足を風呂の縁に出すか、あるいはビニールの袋をかぶせてみてください。

痛みがない場合のテーピングは、多少濡れても大丈夫ですが、ひどく濡れた場合には、ドライヤーで乾かしておくと、2～3日くらいはもちます。また3日目には、テープを貼った足をお湯でよく温めてからはがすと、簡単にはがせます。足をきれいに洗って、一晩よく皮膚を休めてから、翌日の朝にまた貼ってください。

15

曲がった指の回復

曲がってしまった足の指を元に戻すには?

●完治は困難

外反母趾で曲がった指を元に戻したいという願いをかなえることは、残念ながら困難です。痛みは完全に解消することができますが、形は30%くらいまでしか回復しません。しかし、曲がった指が30%回復して、指に力が入るようになることが大切なのです。中には、努力して80~90%回復する人もいますが、個人差もあり保証はできません。

ですから、処置が早ければ早いほど、痛みも早く取れて、何よりも変形を最小限に食い止めることできるのです。そして、そのことが重要なのです。外反母趾は、痛みや外見にかかわらず、少しでも早めに、専門家に診断してもらうことが重要です。

曲がってしまった形は30%くらいまでしか回復しない
処置が早いほど、変形を最小限に食い止められる

16

外反母趾用の用具

いろいろな用具が治療効果を倍増する

テーピングは慣れるまでに時間がかかってしまう
患者の高い評価に裏付けされた器具ならすぐに活用できる

●用途に合わせて利用できる

外反母趾は、市販のテープによるテーピングで治療可能ですが、仕事を持っていて忙しい方は、なかなかその時間をつくることも困難でしょう。

テーピングは慣れるまでに、時間がかかりますので、簡単な方法でテーピングに近い効果をあげられる用具があります。

これは、長年外反母趾をライフワークとしてきた専門家のわたしが立案して開発した用具なので、一般に市販されているものと比較しても信頼性があり、患者の高い評価に裏付けされた実績があります。

巻末に紹介しておきますので、是非参考にしてください。

17

サラシの効能

サラシは身近でこんなに使いやすい器具

●サラシは優れた固定用具

日本古来より伝わる「サラシ」には通気性がよく、肌にやさしいという特長があります。妊婦の岩田帯や止血帯、骨折の際に肩から吊す三角帯など、昔から日本では固定用器具として重用されてきました。

サラシは巻くために時間と手間がかかりますし、固定して巻くには高い技術を要します。治療経験の浅い施術者には、なかなか困難なのです。わたしの接骨院では、サラシ固定法を若い施術者にも教えていますが、他の接骨院では少ないようです。

包帯やサラシの使用法については、足に痛みのある場合とひざと腰の固定法で詳しく紹介していますが、サラシで固定しても日常生活にはまったく支障ありません。

伝統の「サラシ」は通気性がよく、肌にやさしい
サラシで固定しても日常生活に支障はない

18 痛むとき

自分にあったサラシ包帯を作る方法は？

サラシは寝具店などどこでも手に入れることができる 横幅に三等分の切れ目を入れて裂けばできあがり

●市販のサラシで十分

サラシと呼ばれるものは普通、木綿性で横幅が約31～33センチ、長さ9メートルのものを指します。これを縦に三、四、五と等分に裂いたものを三裂、四裂、五裂……と呼び、包帯の種類を表します。

ひざの治療においては、縦に三等分に裂いた三裂のサラシ包帯を造り使用します。

サラシはどこでも手に入れることができるので購入したら、まず横幅に三等分の切れ目を入れてから、切れ目の両脇を勢いよく引っ張って裂いてください（p112参照）。曲がることなく、きれいに三等分に切れます。これで、治療に使える3本のサラシ包帯のできあがりです。

19

ひざの痛み

ひざの痛みはサラシ包帯で治す

●ひざが湾曲（O脚）になっている

ひざの痛みは、O脚で歩く人に多く起こります。ひざがO脚（湾曲）になっている人は、ひざの内側に負担が集中した状態なのです。

この状態では、地面からのストレスと自分の体重とが、関節の内側で激突するのをうまくやわらげることができずに、まともに受けてしまいます。

ですからまずは、サラシ包帯固定をして、ひざをほんの少し曲げ加減にして立つ癖をつけてください。この防御の姿勢をとることによって、かなり治りも早いのです。

日常生活の中でひざを伸ばし切らないで、ちょこっと曲げて立つくせ、この姿勢を取り入れることで、ひざを守る筋力が自然についてくるのです。

ひざの治療は、縦に三等分に裂いた三裂のサラシ包帯を造り使用します。

ひざ療法の基本は「ひざへの負担度より安静度が上回る固定保持」がポイントで、重力から解放された状態に保つことなので、112ページの図の固定量を目安にしてください。

これだけの固定をすると、「歩きづらいのではないか」とか「かえって苦しいのではないか」と思う人がいるかもしれませんが、決してそうではありません。

きちんと巻いたサラシ包帯は安心感が出てきて、その瞬間から気持ちよくなります。

2～3日目からは安全本能が働いて、逆に包帯を外すことに危険を感じて、身体がサラシ包帯を要求してくるようになります。最初のうちは重たいような違和感があっても、ほとんどの人が2～3日で安心感に変わります。

ひざの痛みの場合、1巻き多いか少ないか（負担度より安静度が上回るかどうか）によって治ったり、治らなかったりの差が出てしまうものなのです。

専門家でもこの差がわかる人は少ないのですが、患者が自ら判断する場合には、いろいろな巻き方を試してみて、実感しながら体得することが大切です。

地面からの衝撃（突き上げ）と自分の体重が関節面で激突する　ひざへの負担度より安静度が上回る固定保持がポイント

サラシ包帯の作り方

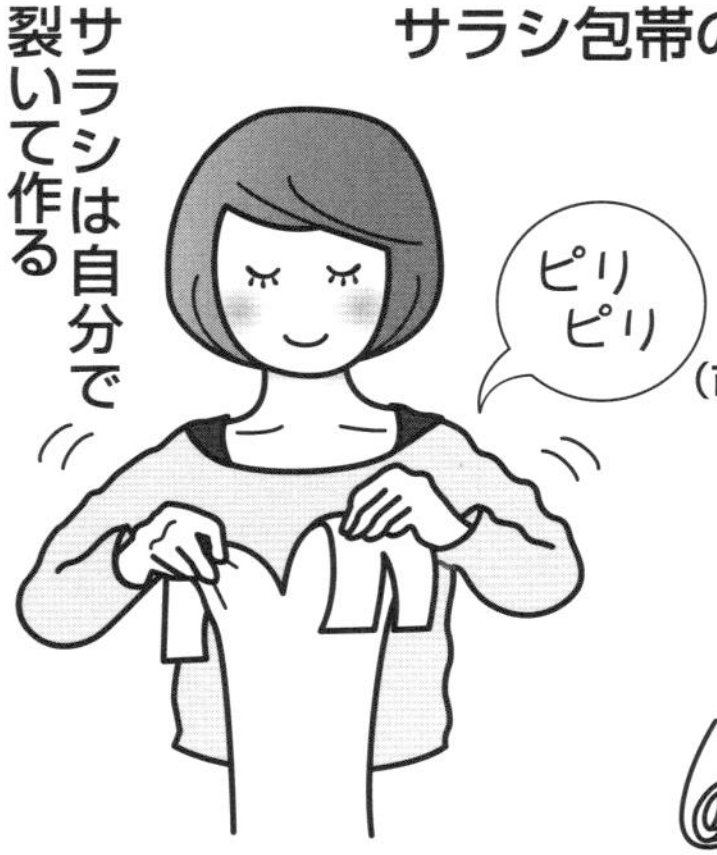

3 裂のサラシ

（市販のサラシを縦に 3 等分する）

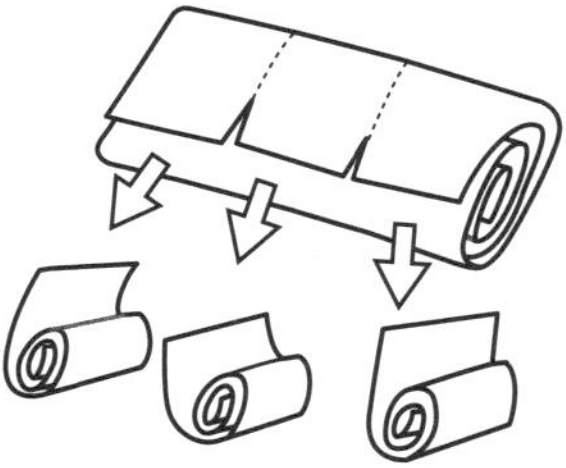

スーパーや寝具店で売っているサラシを購入して、自分で裂いて作る

①体重60キロまでの人
→片足でサラシ包帯 1 本

②体重70キロまでの人
→片足でサラシ包帯 1 本半

③それ以上の人
→片足でサラシ包帯 2 本が適量

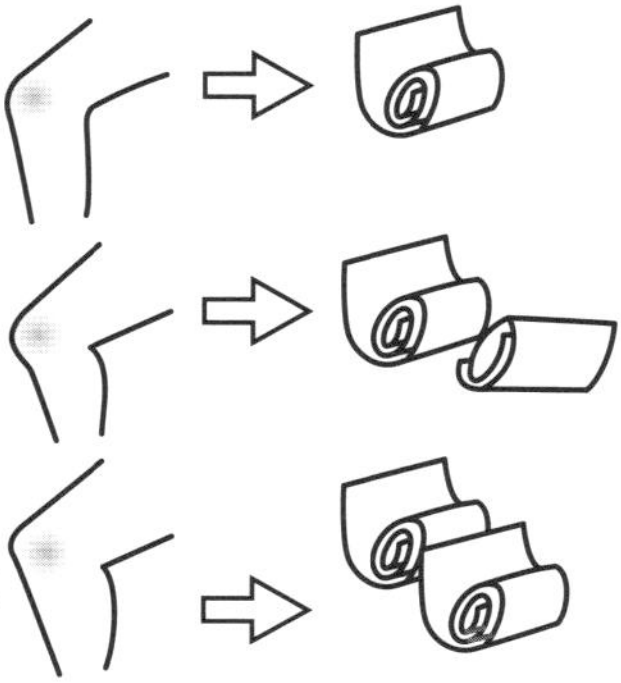

ひざのサラシの巻き方

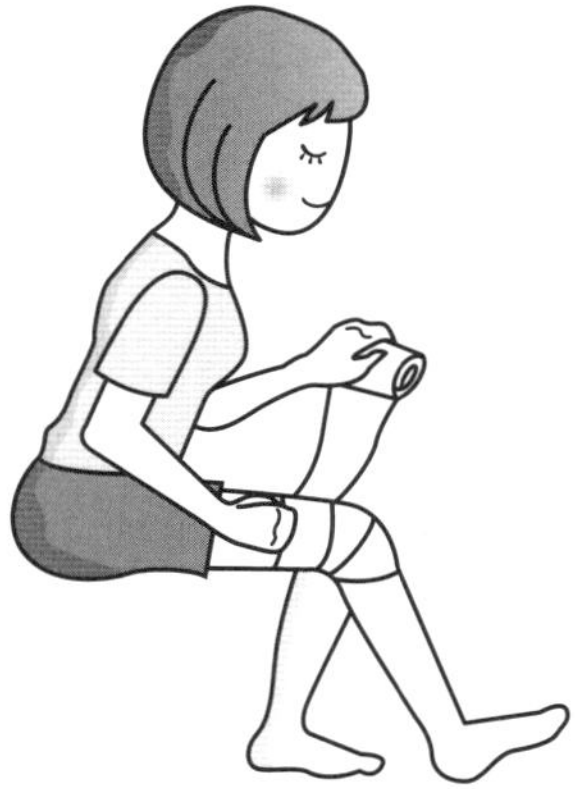

①膝を曲げた状態で、前から見て内側から外側に向かって巻いていく。

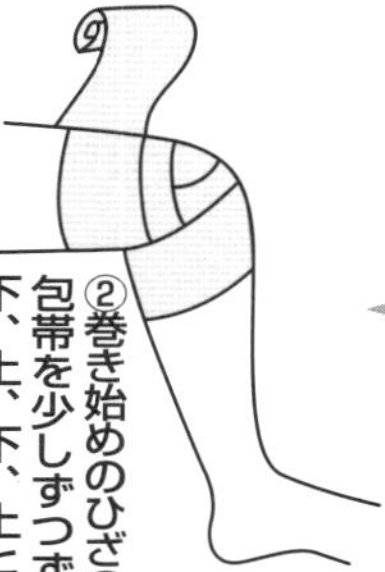

②巻き始めのひざの真ん中から、包帯を少しずつずらしながら、下、上、下、上と交互に巻いていく。ひざの中心から離れたら、各2～3回巻いてから、反対方向にいくようにしてくり返す。

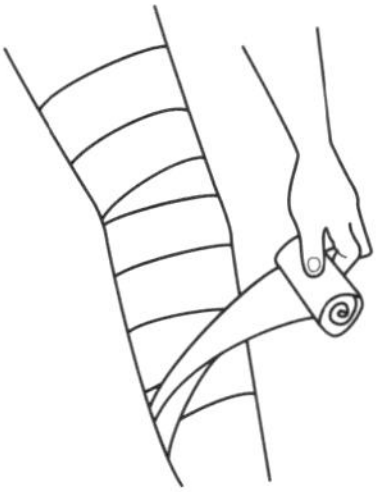

③下から上に、上から下に移動するときは、包帯を1回ねじってゆるまないようにする。

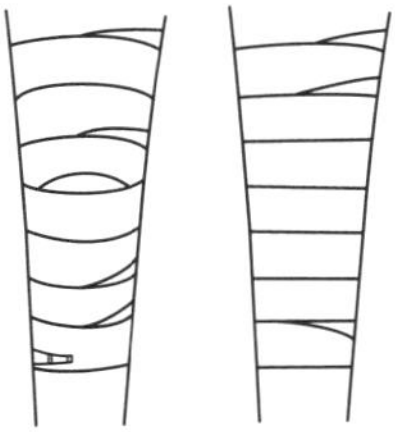

④最後に端を包帯止めなどで止めてできあがり。通常はサラシ１反分、痛みがひどい場合には１反半分を巻いてください。

普通のサラシ１反（幅30センチ×長さ９メートル）を縦に３等分します。これを「サラシ包帯」と呼びます。

20

腰の痛み

腰痛もサラシ包帯で治す

●左右のどちらかに重心がかたよる

腰の痛みにも、サラシ包帯が有効です。外反母趾や指上げ足などで足裏が不安定な人は、慢性の腰痛やヘルニアなどを起こしています。

足の重心がかかとに寄りすぎてクッション作用が著しく低下して、上部に衝撃が伝えられ、障害を起こしてしまうからです。

具体的には、足裏の不安定は腰に対して、前後・左右・上下のアンバランスやゆがみを発生させてしまいます。

例えば、腰が反りすぎていたり、逆に曲がりすぎていたり、左右どちらかに重心がかたよったり、本来の自然なわん曲がなくなったりします。

そのゆがみの最も大きい部分、つまり力学的に最も弱くなっている部分に、足からのストレス（衝撃とねじれ）が集中して伝わります。

そして、次第に損傷が進み、限界を超えたときに、腰痛となって表れるのです。

ちなみにギックリ腰を起こしやすい人は、普段痛みはなくてもこうした要素が90％も腰に蓄積していて、残り10％のわずかな力が不意に加わることによって、１００％の損傷をしたのと同じダメージを受けるので、激痛がはしるわけです。

このような腰痛の場合、「腰と足裏」この両方への処置が必要となります。

まず、基本的な治療法として、これまで紹介してきた足裏にテーピングをします。

そして、腰にはサラシを巻いてください。

腰痛は、地面からのストレスが、バランスの悪い腰に繰り返されることが原因なので、しっかり固定することが治療の第一歩なのです。

この状態で3週間ほど過ごせば、痛みはかなり解消されます。

外反母趾の人は慢性の腰痛やヘルニアを併発する サラシで股関節と仙腸関節をしっかり固定すること

腰のサラシ包帯の巻き方

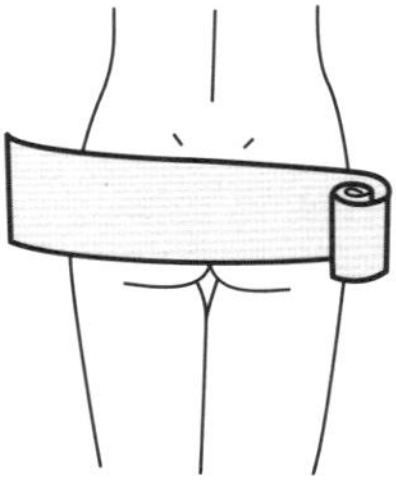

①巻き始めは股関節から

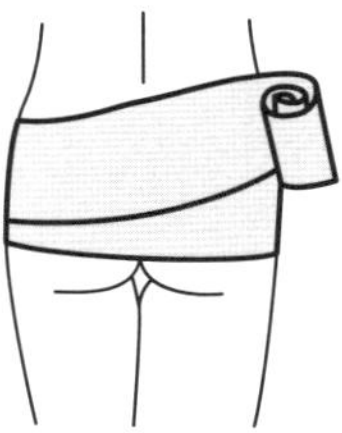

②斜め上に巻いていく

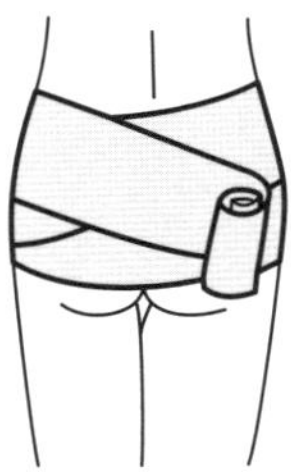

③次は斜め下に巻くようなスジカイ巻きで股関節を固定する

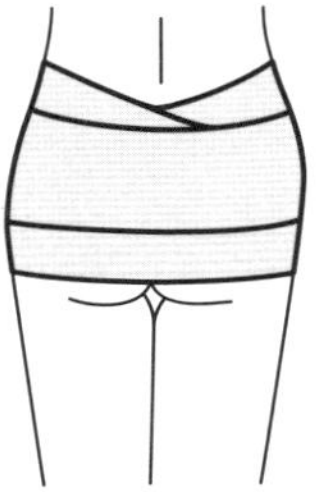

④最後は、一番上のサラシを下に挟み込んで、ゆるまないようにして完成。

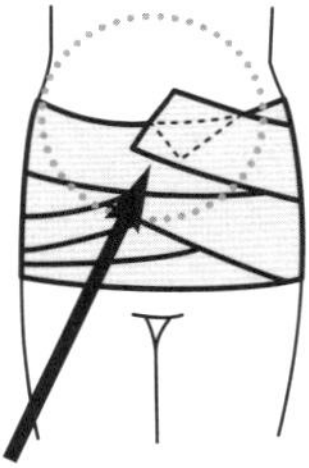

下のサラシに挟み込む

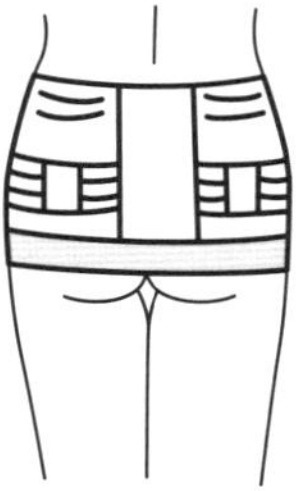

痛みがひどい場合は、コルセットを重ねる

21 すねの痛み

すねの痛みもサラシ包帯で治す

●腰が原因と決めつけは禁物

これまで、すねの痛みの原因はX線診断ではなかなか発見できませんでした。痛みの原因が病的なものか、あるいは腰からきているものなのか、足からなのかを見極めることが重要です。

今までは原因が特定できなかったので、単純に腰からときめつけてしまっていることが多かったのです。

すねの痛みの具体的な症状は、「すねが張ったり、ときどき痛む」、「足が重い、痛だるい、疲れやすい」、「段差につまづきやすい」といったものがあげられます。

原因は、外反母趾など足裏の異常によって、足指の力が弱くなっているので、つまづかないようにと無意識に足先を上げるために、すねの筋肉をより疲労させるからで

すねのサラシ包帯の巻き方

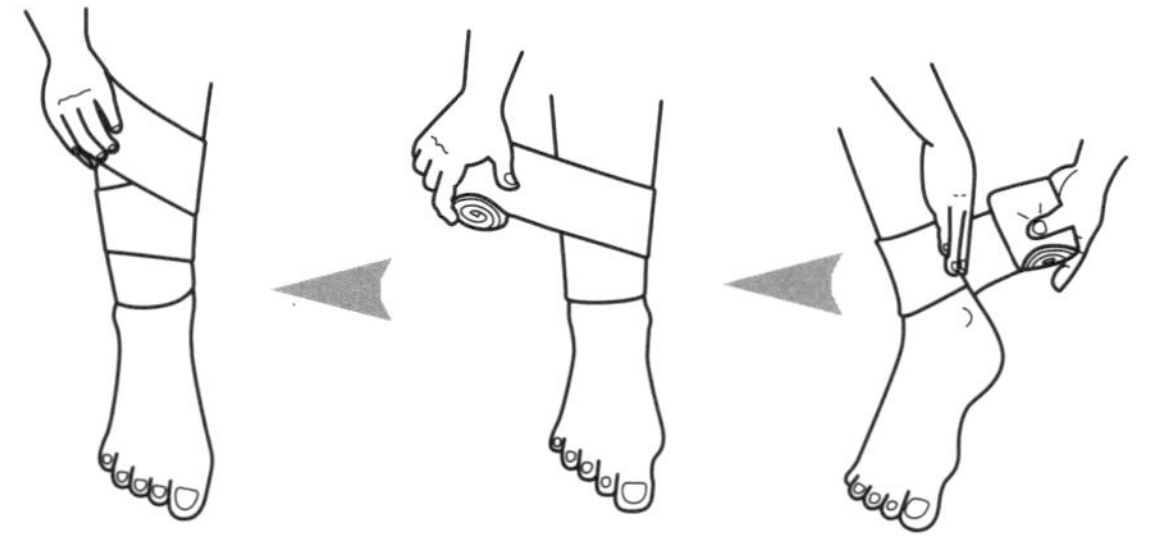

①くるぶしの上あたりから、巻き始める

②下から上に巻いていく

③３段目を折り返す

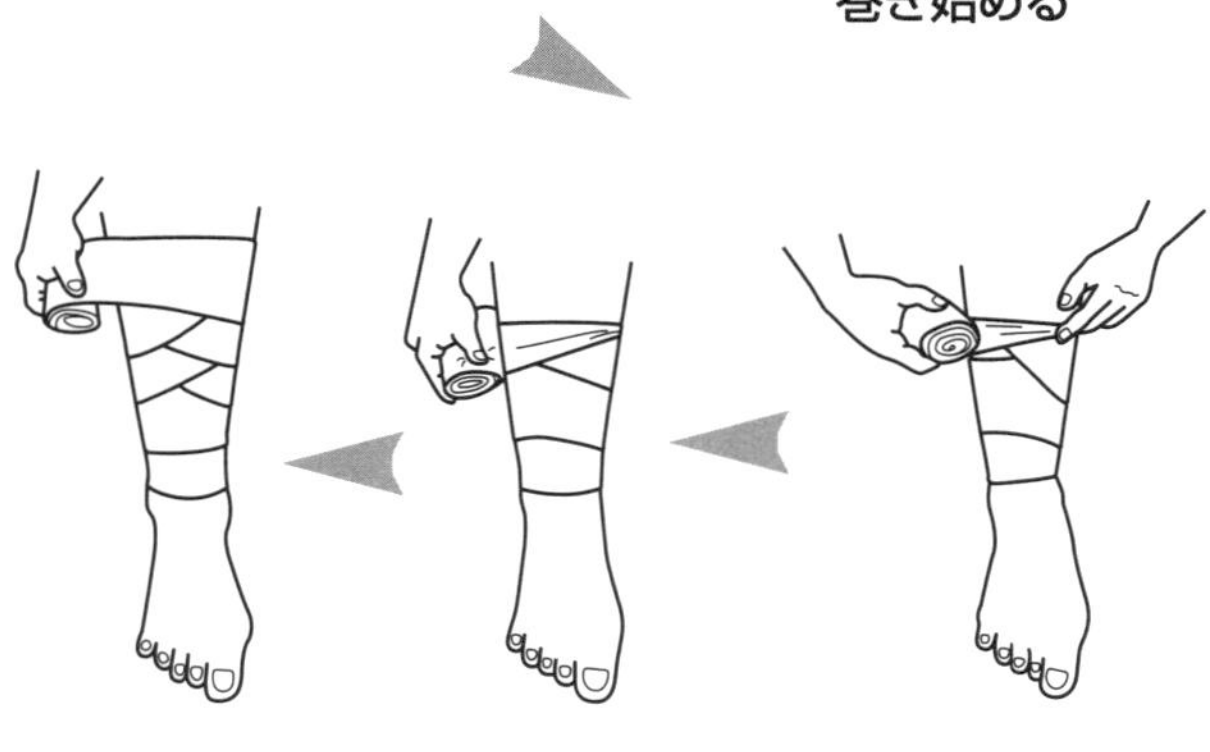

④折り返す時、ゆるまないようにキュッと引き締める

⑤しっかりと折り返して、さらに上に巻いていく

⑥巻き終わりは膝下の外側側面に来るようにする

す。

また同じように、指上げ足もすねの筋肉を疲労させてしまいます。

指先の力が不足した場合、さらに、足先が外方向に流れる（ねじれる）歩き方になり、ねじれの破壊力も増加してしまいます。そうすると、すねの疲労が倍増され、筋肉は緊張して固くなって、神経をマヒさせるわけです。

特にゆるい靴を履くと、中で足が滑るのを防ごうとして、すねの筋肉に負担が加わって発生することが多いようです。

また、靴が小さすぎても同じことが起こります。基本的な治療法としては、筋肉の疲労を解消するために、サラシ包帯で固定をすることが肝心です。

すねの痛みの原因はX線診断ではなかなか発見できない筋肉の疲労を解消するためにサラシ包帯で固定をする

第4部

健康美容編

外反母趾を治せば健康になれる

1

外反母趾と病気

慢性痛や生活習慣病も足裏の異常が原因に！

●「原因不明」の原因がわかった

慢性的な痛みや生活習慣によって起こる病気は、ハッキリとした原因を突き止めるのが困難です。だからこそ、そう名付けられるのでしょうが、わたしはその主な原因は、足裏の異常にあると判断しています。

つまり、身体の土台が崩れることでバランスが悪くなり、地面からのストレス（衝撃とねじれ）によって、身体の各部が損傷することです。

したがって、一見患部とされる部位のレントゲンを撮ったり、いろいろな検査をしてもわからないということになります。もう一度、身体全体のバランスを確認することで、足裏の大切さがわかります。

慢性的な痛みや生活習慣病は原因を突き止めるのが困難
実は地面からのストレスで身体の各部が損傷することが原因

2

外反母趾と体質

外反母趾で体質も変わってしまう

●体質が変わるメカニズム

外反母趾で足裏のアーチ作用がなくなると、身体のバランスが崩れて、地面からのストレスが直接身体の各部に伝わり、体力が消耗して、いつも疲れているという慢性疲労状態になってしまいます。

これに対して、人間の身体は活性酸素を分泌して、疲労の回復を図ろうとしますが、問題は過剰に生産されてしまうところにあります。

過剰に生産された活性酸素は、正常な細胞や神経まで攻撃して、免疫力や自然治癒力まで低下させてしまうのです。その結果体質まで変わり、アレルギー性の鼻炎や皮膚炎などの病気を引き起こしてしまうのです。特に右足が外反母趾の人は要注意です。

身体のバランスが崩れると慢性疲労状態になり、体質まで変化
特に右足に外反母趾がある人に多い

外反母趾と心の病

3 足裏の安定でイライラ、ズキズキが解消

●「未病」状態の原因は？

気分がすぐれずイライラする、身体がだるく疲れやすいという経験がある人は多いでしょう。ハッキリした病気ではないが、体調がすぐれない状態、東洋医学でいうと「未病」というところでしょうか。

それは、多くの場合、足裏の異常からきています。例えば、外反母趾の人は地面からのストレスが各部署に伝わり、ときには自律神経にも影響するので、怒りっぽくなったり、気分が落ち込んだりして、情緒不安定になります。本人には、外反母趾と身体の不調の因果関係が意識できませんが、実は密接な関係があるのです。その証拠に、足裏を安定させると、そうした体調不良も解消されるからです。

外反母趾の人は、喜怒哀楽が激しく情緒不安定になる
外反母趾と身体の不調には密接な因果関係がある

4 頭痛・肩こり

足裏安定で、頭痛・肩こりもなくなった

●うなじにストレスがたまると?

うなじ(頭蓋骨と頸椎の接続部)には、多くの神経が集中しています。

ここにストレスがたまり、神経が圧迫されると、頭痛や肩こりの原因になります。

外反母趾など足裏に異常があると、地面からのストレスが直接、この部分に伝わり、各神経を圧迫したり、場合によっては損傷してしまうこともあります。

ですから、足裏のアーチを復活させて安定させることで、クッション作用をよみがえらせれば、神経への圧迫もなくなり、頭痛や肩こりもおさまるというわけです。

ひどい場合には、首用のコルセットを使えば、接続部を安定させることができます。

うなじの神経が圧迫されると頭痛や肩こりの原因に足裏の安定が復活すれば頭痛や肩こりもおさまる

5

外反母趾と冷え症

外反母趾を治したら冷え症も消えた

●坐骨神経の機能低下から血行不良に

女性には「足が冷える」「下半身が寒い」など冷え症の方が多いです。冷え症の原因は、坐骨神経の機能が低下して血行が悪くなり、身体が冷えてしまうことです。外反母趾や指上げ歩きを続けていると、地面からのストレスで、腰の骨が変形して、それが坐骨神経を圧迫するのです。

特にかかとをつきすぎることで、直接ストレスが腰に伝わり、知らず知らずのうちに損傷してしまうのです。

冷え症がひどくなると、しもやけになったり、神経痛になったりします。足裏の安定を保つことと同時に、マッサージなどで血行をよくすることが大切です。

女性には「足が冷える」「下半身が寒い」など冷え症が多い
足裏の安定と同時にマッサージなどで血行をよくする

6

外反母趾と便秘

便秘も足裏の不安定が原因だった

●タコのできている人は要注意

足の裏、特に小指側にタコのできている人は、ひどい便秘になりやすいのです。小指側にタコができるのは、身体の左右のバランスが悪く揺れやすいからです。

そうすると、これを防ぐために知らず知らずのうちに、背中の筋肉が必要以上に緊張してしまって、姿勢も悪くなります。

特に、腰の少し上の筋肉が疲労して、緊張してくると固くなると、腸の本来の働きが悪くなります。

その結果、腸の内容物を先へ先へと送り出す、ぜんどう運動も鈍くなり、排泄機能まで弱って便秘に陥ってしまうというわけです。

小指側にタコのできている人はひどい便秘になる
背中の筋肉が必要以上に緊張すると腸の働きが悪くなる

7

外反母趾と首の痛み

足裏の安定で首の痛みも消えた

●首は身体全体のバランスを取りやすい部位

人間の首はもともと、360度回転できるように作られた関節なので、身体のバランスをとりやすい部分です。重心が後ろにかたよれば、頭を前に出すようにバランスをとり、左右に動けば、それぞれ重心を反対方向に調節します。下部のズレを上部で調節する積み木のメカニズムを、あてはめればよくわかります。

そうして、首（脊椎《せきつい》最上部の頸椎の一番上）がずれることで、痛みやコリ、だるさも起こってきます。首は神経が多く集中している箇所ですから、放っておくと頭や目の奥が痛くなったり、吐き気がしたりします。土台を安定させること、つまり足裏の安定が第一の治療法ですが、症状が重い場合には、足裏の処置と並行して、首自体をコルセットで安定させて、重力の影響をなるべく少なくすることも大切です。

この治療法なら重症な人も、6ヵ月くらいで回復の兆しが見えてきます。首の痛みだからといってその近くばかりでなく、足元までさかのぼってチェックしてください。

首で身体の下部のズレを調節するので、余分な負担がかかる
重症な人も6ヵ月くらいで回復する

首は身体のバランスを取る関節

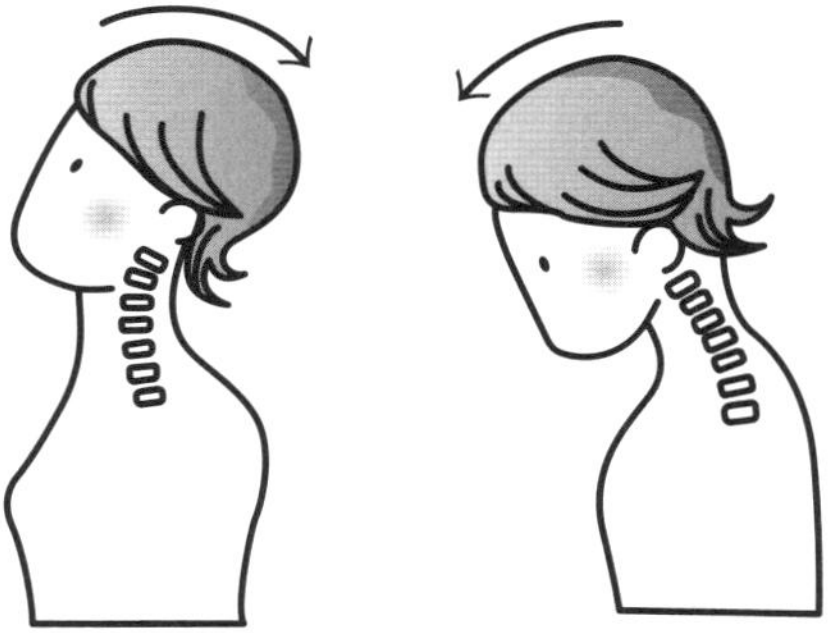

重心が前後にかたよれば、頭を反らせたり、前に出してバランスを取る

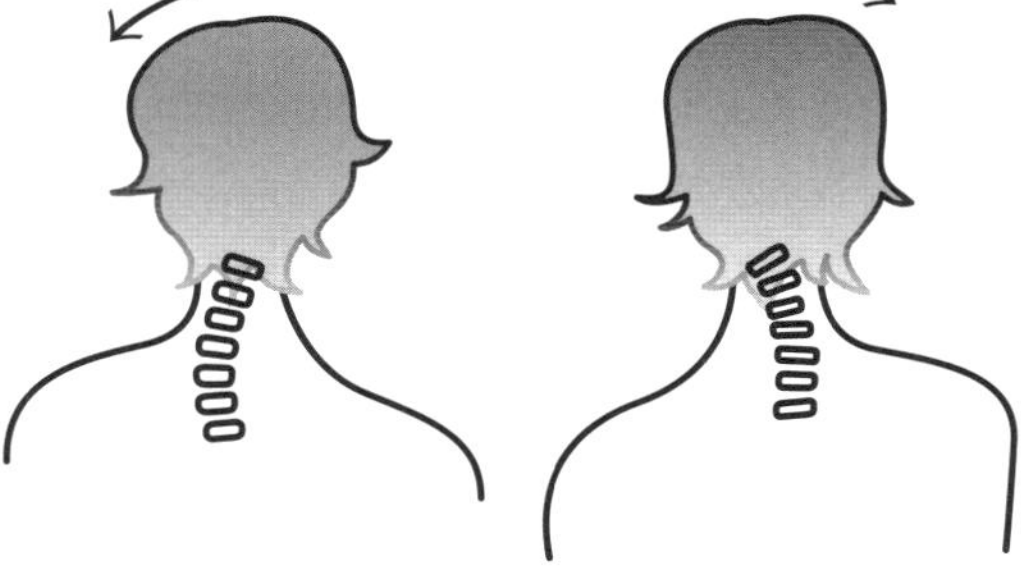

重心が左右にかたよれば、反対方向に頭を動かしてしてバランスを取る

8

外反母趾と自律神経失調症

自律神経失調症は足裏の不安定から

●本当の原因は心の問題や疲労、ストレスではない

自律神経は、四肢や内臓、器官を含めて、身体全体を調整する大切な役割をはたしています。これが不安定になると、イライラやドキドキ、そしてめまいや不安感など身体全体が変調をきたします。これが自律神経失調症といわれる症状ですが、通常心の問題や疲労、ストレスなどが原因とされています。しかし、本当の理由は、外反母趾などによる足裏の不安定が、首の骨を変形させたり、軟骨のトゲ（骨棘《こつし》）ができたり、軟骨がぶ厚くなることで、自律神経が誤って作動することなのです。

これらの変形や軟骨のトゲは、X線やCT、MRI、脳波や血液などの検査にはあらわれず、異常なしと診断されます。一般的には、投薬などその場限りの治療法で対処しようとしますが、それでは気休めにしかなりません。ほとんどの場合、ほんの小さな変形や軟骨のトゲが、神経を刺激して誤った伝達や命令を出すことが原因だったのです。このメカニズムが理解できないと、根本的な治療にはなりません。

変形やトゲ（骨棘）、軟骨の肥厚で神経を圧迫するのが主な原因
投薬などその場限りの治療法は気休めにしかならない場合が多い

イライラ、ドキドキは首への衝撃から

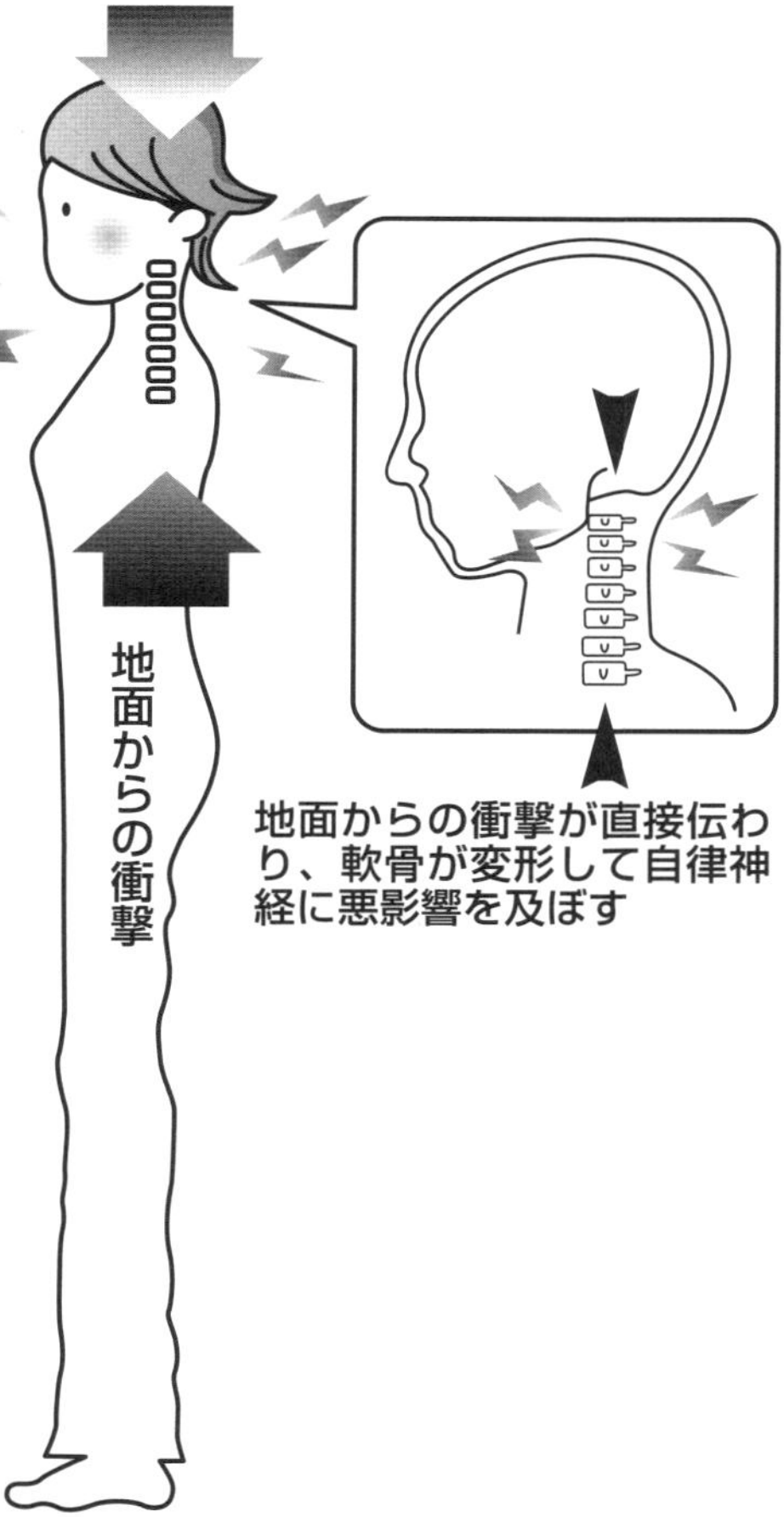
地面からの衝撃
地面からの衝撃が直接伝わり、軟骨が変形して自律神経に悪影響を及ぼす

9

外反母趾と顔のゆがみ

足裏安定で顔の左右のゆがみも消えた

●背骨が曲がると顔のつくりにも影響する

鼻筋が曲がっていたり、口元やほほがかたよっていたり、顔が左右で違う人もよく見かけます。この左右差を見つける簡単な方法は、仰向けに寝かせタオルなどで目を隠し、鼻筋と下顎の先端が一直線上からずれている場合は、顔が曲がっていることになります。ほかに、左右で輪郭も大きく違っている人もいます。

こんな方々も、足裏の不安定による地面からストレスを受けて、首にゆがみができて、それに合わせて曲がってしまったことが原因です。首にゆがみができることで、鼻や顔面の筋肉にも影響が出てしまうからです。また「エラが張っている」といわれる人も同じです。ひどくなると、あごが開かなくなったり、かむとき痛んだり音がしたりする「顎関節症《がくかんせつしょう》」やかみ合わせが悪くなる「偏位不全咬合《へんいふぜんこうごう》」などにいたります。

こんな場合にも、足裏から全体を安定させ首のバランスを整えることで、鼻筋や顔、顎もまっすぐに矯正できます。そうすれば、顔のゆがみも徐々に消えていきます。

首にゆがみができて、顔・顎が曲がってしまったことが原因
足裏を安定させて、首のバランスを整えることで矯正

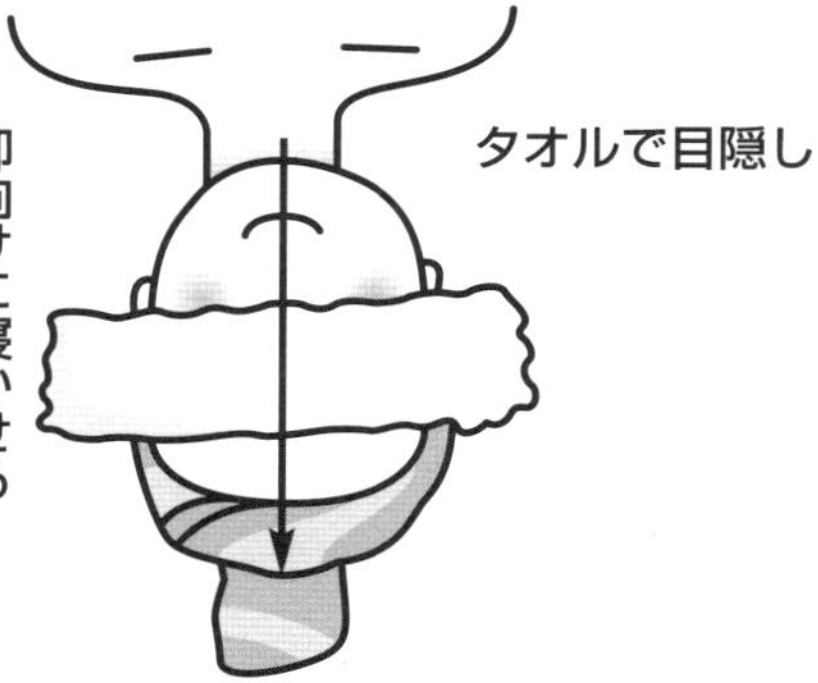

鼻筋と下顎の先端が一直線かどうかで、左右差を判断する

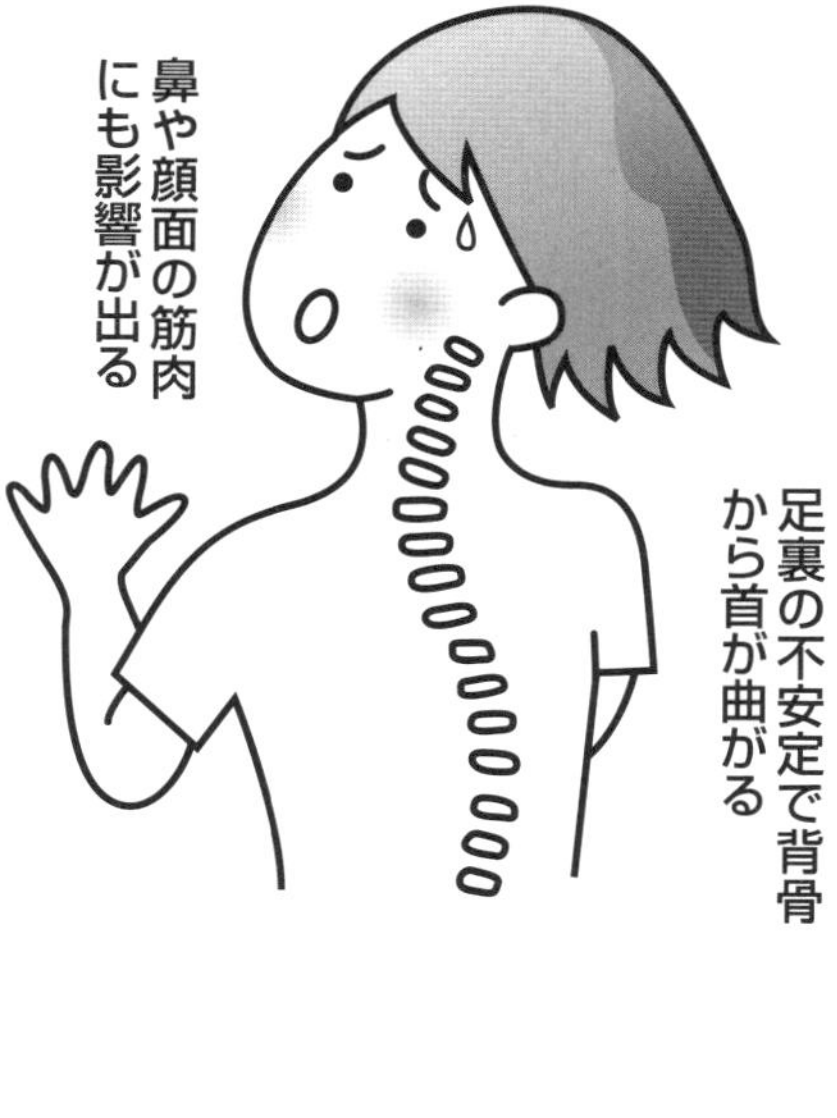
鼻や顔面の筋肉にも影響が出る
足裏の不安定で背骨から首が曲がる

10

外反母趾と腰痛

足裏の安定で腰痛も解消した

●腰の軟骨がつぶれたり、ゆがんだりする原因は?

しつこい腰痛やギックリ腰などで悩む人が多くいます。検査をすると、腰の骨の間隔が狭くなっていたり、軟骨がつぶれていたりすることが判明します。問題はなぜ、そんなことが起きたのかということ。

本当の原因は、外反母趾や指上げ足などで免震作用が崩壊して、地面から腰に直接衝撃が加わっているからです。右の腰が痛いときには右足が、左の腰が痛いときには左足が衝撃で、クッションの役割を果たすことができなくなっています。

だからこそ、足裏のアーチ作用を回復させることで、腰痛の解消にもつながるわけです。

地面から腰に直接ストレスが加わり、腰の軟骨がつぶれる
足裏のアーチ作用を回復させることが腰痛の解消に

11

足と美容

外反母趾を治せばキレイになる

●足の美しい人は健康

昔からよく「美を追求していくと健康にたどり着き、健康を追及していくと足にたどり着く」といわれているように、足は美容と深い関係があります。

足裏がきれいな人に、病気の人はあまりいません。人間は足裏から健康になったり、美しくなったりするといってもいいかもしれません。

外反母趾で悩める人は必ず、健康に悩んでいたり、外見的にコンプレックスがあったりします。

ですから、足裏を正常に戻せば、身体のバランスがとれて健康になり、見た目も自然に美しく感じられるわけです。

昔から足と健康と美は密接な関係がある
外反母趾の人は必ず健康や容姿に悩みがある

12

足と肥満

足が悪いと太ってしまうのですか？

●お尻やももに余分な力がかかる仕組み

女性の方には、「ももが太い」、「ももが骨盤よりはみ出している」、「腰とももが異常に太い」という悩みがあります。こんな人にはほとんど、外反母趾などの足の異常が見られ、指上げ歩きによって、身体の重心がかかとに移動しています。

重心がかかとに移動、あるいは集中すると、後ろに倒れやすく、全身が不安定になり、危険な状態になります。その結果、本能的に安定を保とうとして、お尻やももに余分な力を入れてしまうことになるのです。

次第に筋肉がついて、その筋肉を疲労させないように脂肪を蓄えてしまうことで、知らず知らずのうちに小太り、下半身太りのスタイルになってしまっているのです。

もともと女性は筋力が弱いので、重力の影響を受け、足裏が不安定になりやすいのです。それをお尻やもも、特に下半身の筋肉を発達させることによって、身体の安定を保っているのですから、一旦バランスが崩れれば太りやすい体質に変わるのです。

女性は下半身の筋肉を発達させることでバランスを保つ
足裏の不安定で小太り、ずん胴形になりやすい

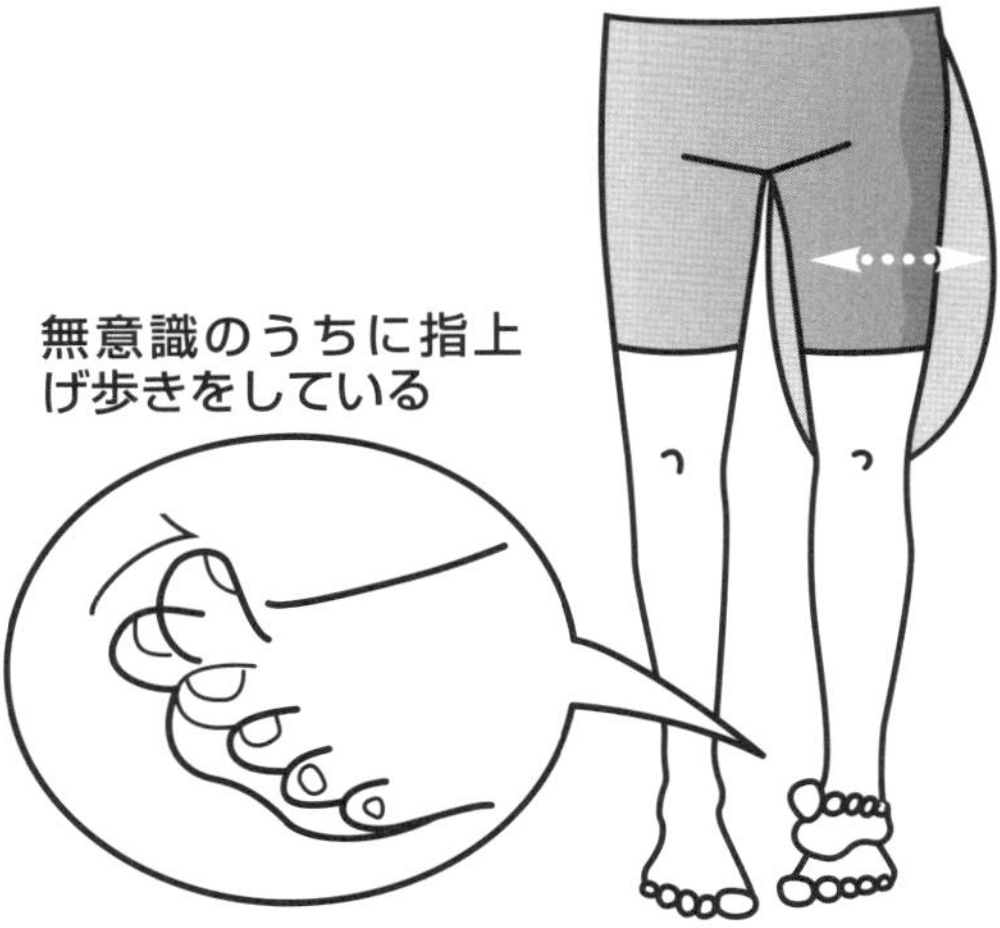
ももの筋肉が異常に発達して骨盤よりはみ出してくる

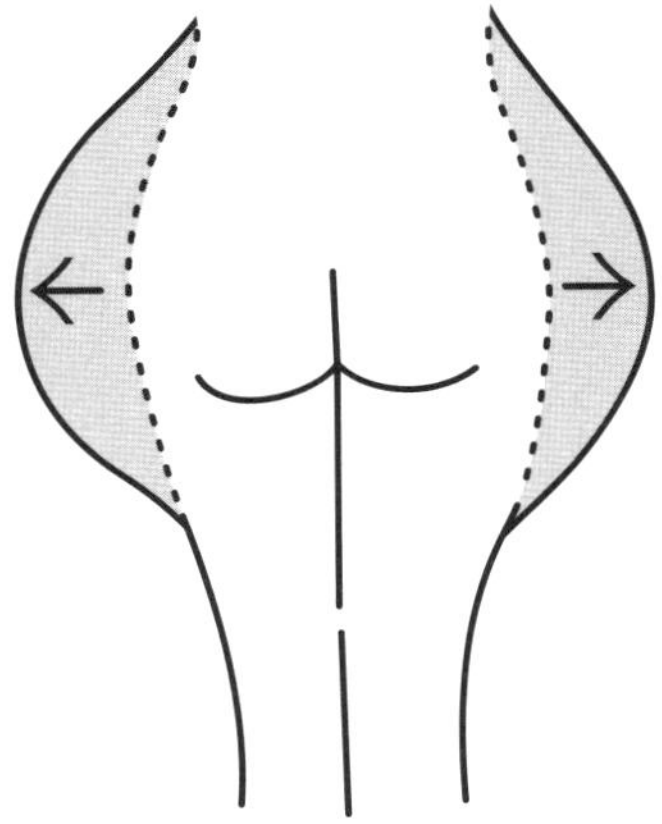
骨盤よりはみ出したぜい肉は足指の反り過ぎが原因

13

足と痩身

ほっそりした足を目指すには?

●美しい足をつくるメカニズム

足裏が安定して、足指に力がある人は足も細く締まっていて、すらっとして美しく見えます。

つまり、バランスよく歩くことによって、足裏で地面からのストレスを吸収し、全身のバランスもコントロールしてくれるわけです。そうすると、下半身へ余分な負担をかけないので、すねやふくらはぎに余分な筋肉や脂肪がつかないのです。

安定した足裏は、自然に美しい細い足を作っていくというわけです。

逆に、不安定な足裏は、かたよった歩き方をしてしまい、下半身の筋肉もかたよって発達し、足を太くしてしまうのです。

足指に力がある人は足も細く締まって美しい
不安定な足裏はかたよった歩き方で足が太くなる

14 足首 引き締まった足首を取り戻すためには？

外反母趾の人は美容の面にも悪影響が出る
スタイルをよくするには足裏から脚全体を引き締める

●足首が締まればスタイルがよく見える

足首がキュッと締まっている人は、足裏のバランスがとれて、スタイルもよく見えます。それには、足首だけを細くするより、脚全体から引き締めなければなりません。

特に、扁平足や足裏や指にタコができている人は、指上げ歩きをしていますから、足首やすねに筋肉がついて、それを疲労させないように、脂肪がたまっていくので要注意です。

足首やすねに余分な力が入らないように、足裏のバランスをとり、指上げ歩きをやめることから始めます。外反母趾の人は、放っておくと骨盤や首のゆがみだけではなく、美容の面からも、いろいろな悪影響が出るので気をつけてください。

診断編 原因編 処方箋 健康美容編 そこが知りたい編

15

ふくらはぎ

ふくらはぎを細くするには?

●ふくらはぎが太いと下半身が太って見える

ふくらはぎが太いと、下半身も太く見えるような気がして、特に女性には、気になる部分です。ふくらはぎを細くするというより、足首や太ももを含めて脚全体を細くするというイメージで考えてください。

すねやふくらはぎに余分な脂肪を蓄えないようにするには、足の筋肉をリラックスさせることが大切です。それには、足裏を安定させて、身体全体のバランスを整えることです。

外反母趾や指上げ足をなくして正しい歩き方をすれば、おのずとすねやふくらはぎの筋肉は緊張から解放されてすっきりします。

余分な脂肪を蓄えないためには足の筋肉をリラックスさせる
足指を使った正しい歩行をすれば筋肉は緊張から解放される

16

太もも

太ももを細くするには？

●女性はももの悩みがつきない

「太いももがイヤ」、「お尻の幅よりももがはみ出している」などの悩みがある女性は多くいます。上半身はやせていても、下半身、特にお尻や太ももが太いと、実際以上に太って見えて損をすることがあります。

外反母趾や指上げ足などによる足裏の異常は、指上げ歩きをして、特に親指を浮かせて歩く人は、要注意。どうしてももの筋肉（大腿四頭筋）が緊張してしまいます。それによって余分な筋肉が発達して太くなってしまうのです。

足裏の安定を図るのは当然ですが、開脚運動などで、股関節を通常の位置に戻すことも大切です。

親指を浮かせて歩く人はももの筋肉（大腿四頭筋）が緊張する

開脚運動などで股関節を通常の位置に戻すことも大切

17 やせ体操

電車を待ちながらできるやせ体操とは？

●習慣づけたいやせ体操

すっきり美しい脚になるために、駅や電車の中でもできる簡単体操があります。

ひざをほんの少し曲げるか、あるいは腰を少し落とした状態で、両ひざを締めて、両ひざがピッタリつくようにして立ちます。

このひざを締めたままの屈伸運動を習慣づけると、歩き方までキレイになってきます。

そうすると、身体全体も引き締まってきて、ボディラインも美しくなります。

空いた時間にも簡単にできるので、仕事場や自宅でも試してみてください。

やせ体操を習慣づけると歩き方までキレイに見える
空いた時間にも仕事場や自宅で簡単にできる

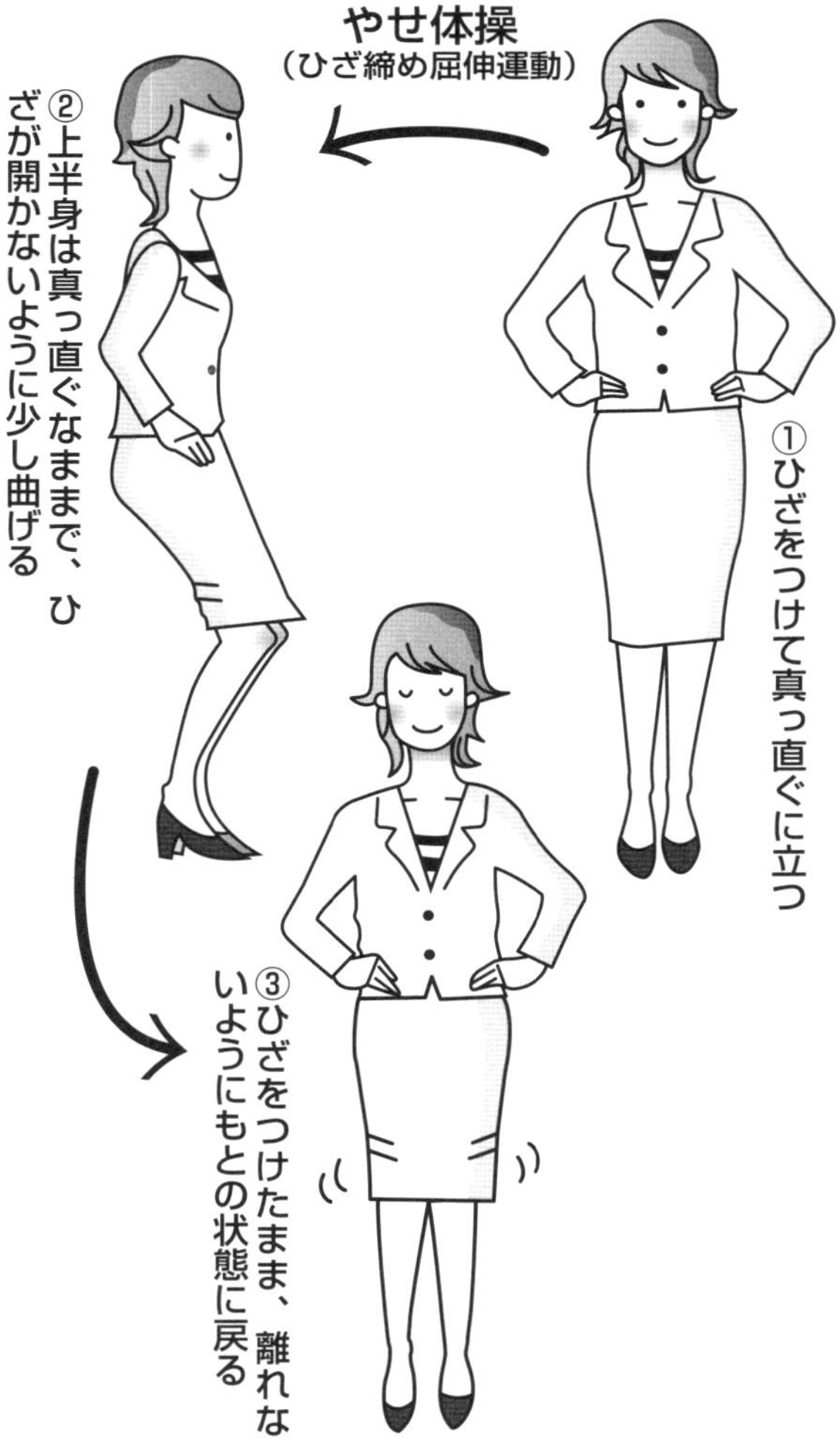
やせ体操
（ひざ締め屈伸運動）
①ひざをつけて真っ直ぐに立つ
②上半身は真っ直ぐなままで、ひざが開かないように少し曲げる
③ひざをつけたまま、離れないようにもとの状態に戻る

18

お尻

お尻が垂れていませんか?

●XO脚の人は要注意

お尻の肉が垂れ下がって、腰の位置が低くなると、結果的に足も短く見えてしまいます。XO脚（ひざがつくO脚）の人によく見られますが、この歩き方を続けていると、太ももの関節（股関節内の大腿骨骨頭）の位置が外側にはみ出して、股関節の間も広がります。

それによって、お尻の肉も同じように外方向に引っ張られて、垂れ下がるというわけです。特に、女性の場合は、外反母趾などによる足裏の不安定をお尻で補うために、脂肪をお尻に蓄える体質があるので、余分に蓄えられたお尻の脂肪（ぜい肉）は重力でより垂れてしまうのです。

ですから、足裏のバランスを整えるとともに、開脚運動を周期的におこなえば、外にはみ出した関節の位置も元に戻って、腰やお尻も上がっていきます。電車を待ちながらでもできるやせ体操も、効果的で継続していれば、3ヵ月で効果があらわれます。

内股歩きの人はお尻の肉が垂れ下がり腰の位置が低くなる

開脚運動を周期的におこなえば腰やお尻も上がっていく

お尻がたれるメカニズム

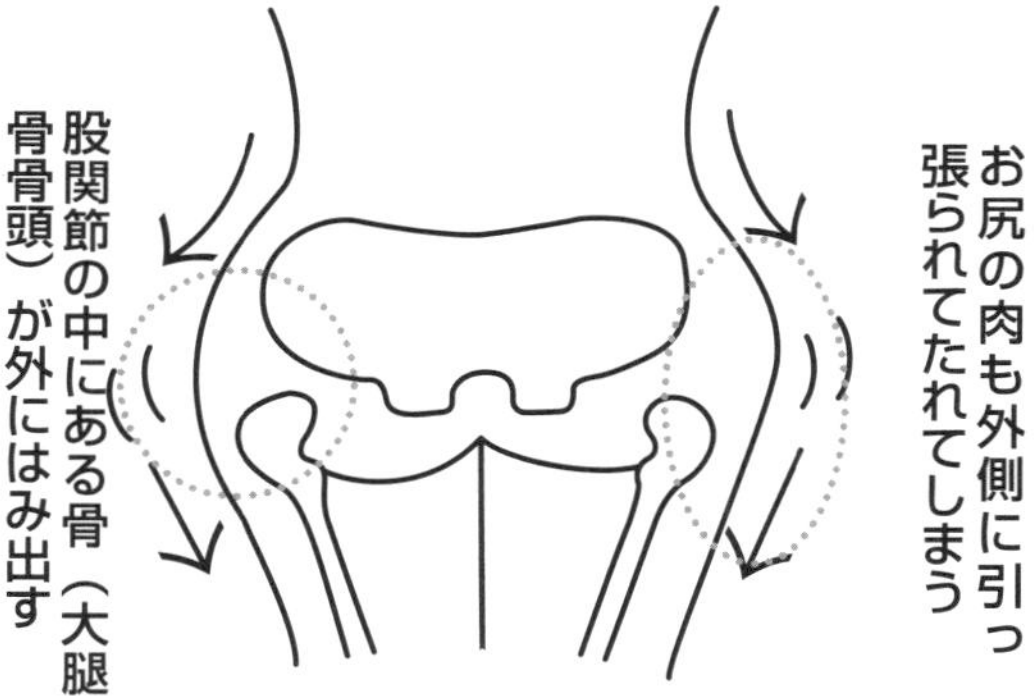

開脚運動

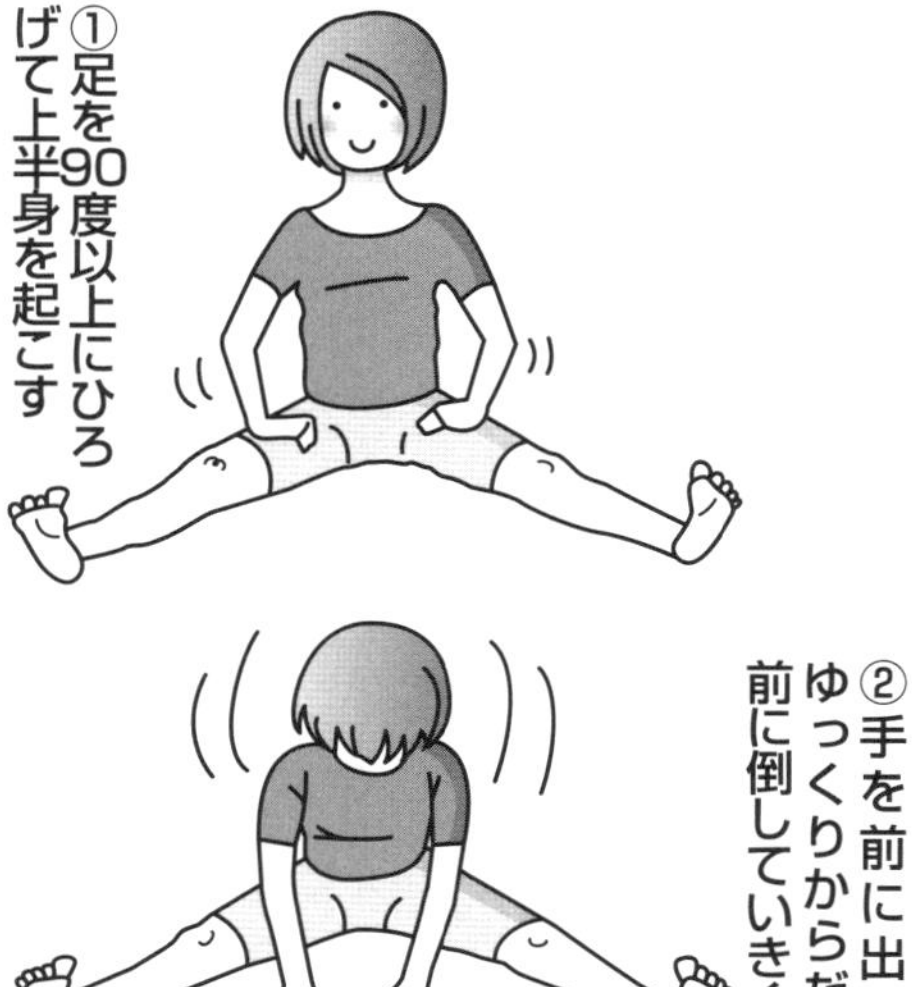
①足を90度以上にひろげて上半身を起こす
②手を前に出し、ゆっくりからだを前に倒していく

19

O脚

O脚はこうして治す

●O脚のメカニズムを理解する

これまで、すねの痛みの原因はX線診断ではなかなか発見できませんでした。O脚とは、すねやももが外側にはみ出して、ひざや股関節の間が開いている状態のことをいいます。足先が外側に流れるような歩き方をしていると、足の甲の外側やひざの外側、そして股関節の外側へ力が逃げてしまって、骨も外側にはみ出してしまいます。

これがO脚のメカニズムですが、外反母趾や指上げ足の人は、足先に力が入らないので、どうしても、足先が外側に流れやすくなります。内反小指やタコ、小指の変形など、小指側に異常がある人は、特に注意してください。

開脚運動（p145参照）ややせ体操（p143参照）を習慣的にやれば、回復へ向かいます。開脚運動は、相撲のまた割りを参考にして続けてください。相撲などの激しいスポーツをおこなう場合には、O脚はとても危険なので、矯正するためにこの運動をやります。したがって、とても効果がある運動です。

股関節内の骨の位置を元に戻すことで、開脚して胸が床につくようになれば大丈夫です。目標は6ヵ月として、始めてみてください。

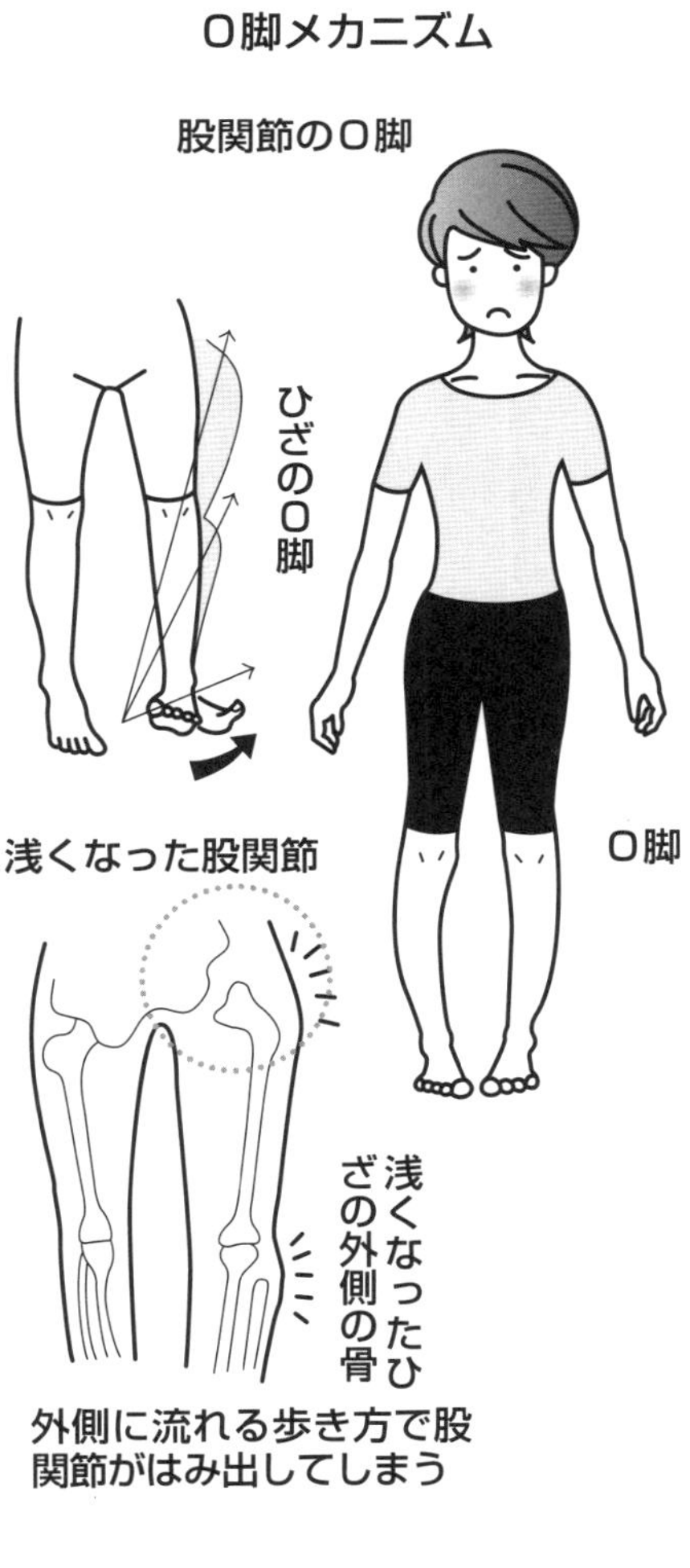

O脚の人は足先が外側に流れるような歩き方をしている
開脚運動とやせ体操を習慣的にやれば回復する

20

外反母趾と猫背

猫背が気になりませんか？

●猫背の人は重心が後ろにある

猫背や背中が丸い人、首が前に落ちている人は、重心がかかとに移動して歩いています。そうすると、外反母趾や指上げ足による指上げ歩きによって、重心が後ろに移ってしまい、後ろに倒れるような危険性が増します。

一方で、身体がバランスをとろうとして、自然に頭を前に出すようになり、背中が丸くなったり、首が前に落ちたり、あごが前に突き出たりしてしまいます。

特に歩くときに踏ん張れないで、履き物に頼った歩き方をする人に多く見られます。

こんな人は、ぜん息や胃下垂、内臓下垂という症状もともなってしまいます。

重心が後ろに移ると、バランスを取るために猫背に
歩くときに踏ん張れるようにすると姿勢も自然に整えられる

21 整体

整体でどこまで治りますか？

●整体の役割は？

整体にかかると、ゆがんだ骨格を元に戻したり、緊張した筋肉をほぐしたりしてくれて、とても楽になります。

ただし、これも足裏のバランスが悪ければ、1日で元に戻ってしまいます。問題は、足裏のアンバランスにあるのですから、ここを治すことが先決なのです。

外反母趾などの足裏の異常は、身体のアンバランスの根本的な原因になっています。足裏のバランスを整えることで、おのずと身体のバランスも調整できて、自然に骨格のゆがみが改善されて、筋肉が異常に緊張することはなくなります。

整体をしても足裏のバランスが悪ければ1日で元に戻る
足裏から整えることで身体のバランスが調整できる

22 リフレクソロジー

リフレクソロジーでどこまで治りますか？

●癒し効果はどのくらいあるか？

働く女性には、癒し効果があるといわれるリフレクソロジーがとても人気があります。仕事が終わって疲れた身体を、足からリラックスさせてくれるということですが、どのくらいの効果が期待できるのでしょうか？

足は「第2の心臓」といわれて心臓から身体の末端に送られる血液を、再び心臓に返してあげるというポンプの役目をはたしてしますが、このポンプの効果をマッサージなどで一時的に増進するという効果があります。

そういうわけで、頻繁に通うことになるわけですが、本来の足指の働きさえしっかりしていれば、ポンプ作用は自然に高まります。足裏が不安定で、足指が退化しているからこそ、本来のポンプの役目も低下しているのです。足裏を安定させて、ポンプの役割が復活したら、下半身の血液が効率的に心臓に送り返されて、健康になります。

リフレクソロジーに加えて足裏バランスも調整
足裏が安定してくれれば効果は倍増・継続

足は第２の心臓

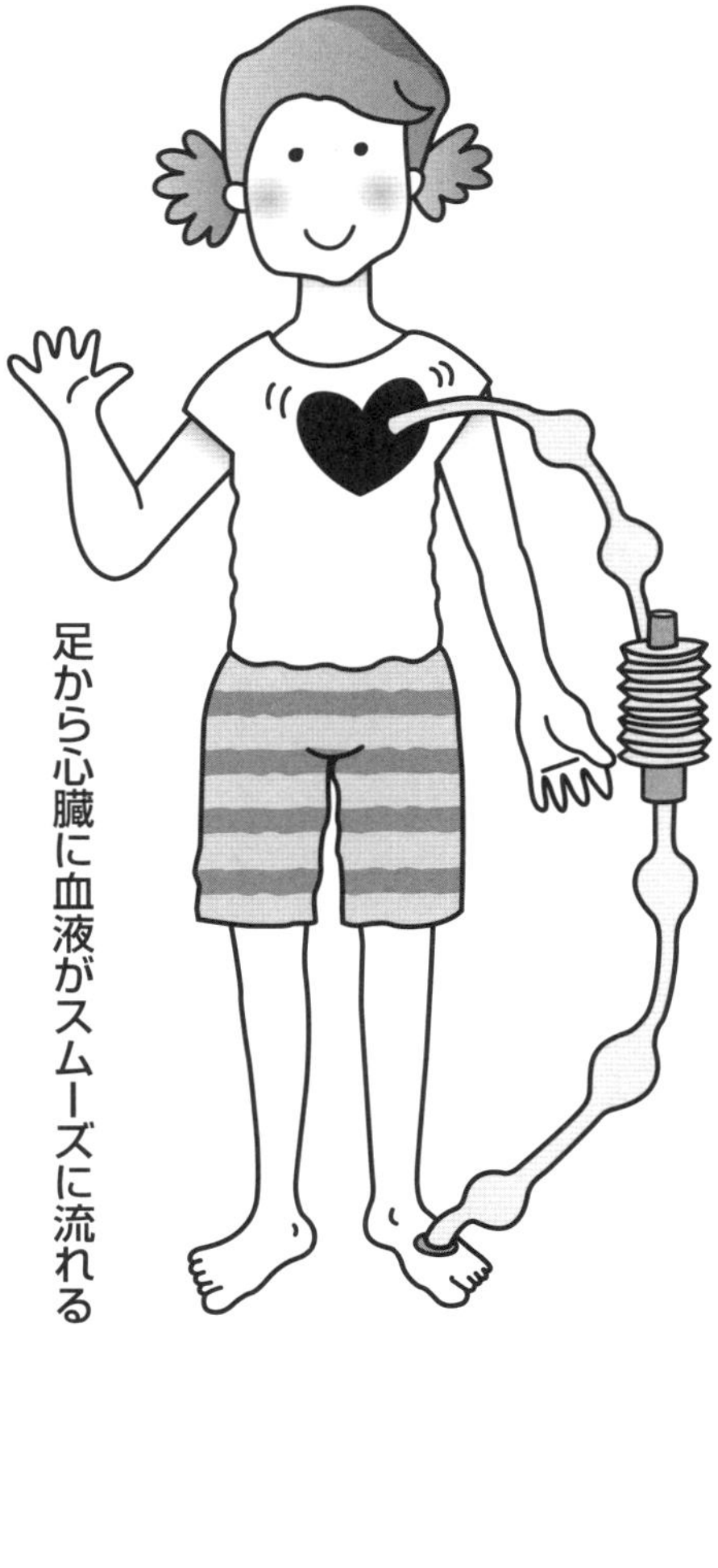

足から心臓に血液がスムーズに流れる

23 足ツボ

足ツボはどのくらい効きますか？

●古来中国伝来の効き目は？

最近、足ツボマッサージが流行しています。足ツボと内臓など身体の器官が関係あるということは、中国何千年の経験によっていわれてきたのですが、問題は、足裏の狭い部分に何十ものツボがあることです。

そのツボ自体はとても小さい部分なので、それを正確無比に把握して押すことは、とても困難なのです。また、足裏を押すことで疲労回復や血行促進の間接的な効果はありますが、具体的に各内臓に効くということは一概にはいえません。

ですから、足ツボですべてが解消するということではなく、いろいろな健康法のひとつと考えるべきでしょう。

患者が点在する足のツボを正確に押すのは至難の業
足のツボは健康法のひとつと考える

24 パンプスとミュール

パンプスやミュールは履いても大丈夫ですか？

●本当に足によくないのか？

先細でかかとが高い靴は、一般的に外反母趾になりやすく、足に悪いといわれていますが、必ずしもそうとはいえません。

もしそれが本当なら、パンプスやミュールを履いている人のすべてが、外反母趾にならなければならないはずです。

問題は、靴や履き物ではなくて、足裏の不安定が原因なのです。ですから、足裏にきちんとアーチがあって安定していれば、地面からの衝撃もクッション作用で防御できるので、たとえパンプスやミュールを履いていても大丈夫なのです。

要は靴の責任が半分、足の責任が半分というわけです。

先細でかかとが高い靴と外反母趾の因果関係は50％
足裏のアーチがしっかりしていれば外反母趾にはならない

25

足と健康

毎日玉じゃりを踏めば足から健康になれる

●自宅でできる足から健康法

外反母趾や指上げ足などで退化してしまった足は、どうすれば元に戻るのでしょうか。まず、足裏に刺激を与えて、鍛えることが大切です。

それには、玉じゃりを踏むのがよいのです。ホームセンターなどに売っているもので十分なので、購入して畳半畳ほどのスペースに敷き詰めます。そのうえを裸足で踏んで、刺激して、足裏を鍛えるわけです。ちょうど10分ほど踏んでいると、身体全体がポカポカして暖まってきます。

初めは痛くて止めたくなるかもしれませんが、毎日続けていれば、足裏のバランス感覚も戻ってきて、地面を踏みしめる力も回復します。そうすれば、地面からのストレスもやわらげられるようになります。ただし、単に裸足で平らなところを歩いていても、刺激がないので効果はありません。あくまで、玉じゃりの上を歩くことに意味があるのです。玉じゃりの大きさは、碁石くらいから始めてください。

足裏に刺激を与えて鍛えることが大切
玉じゃりの上を歩けば地面を踏みしめる力も回復する

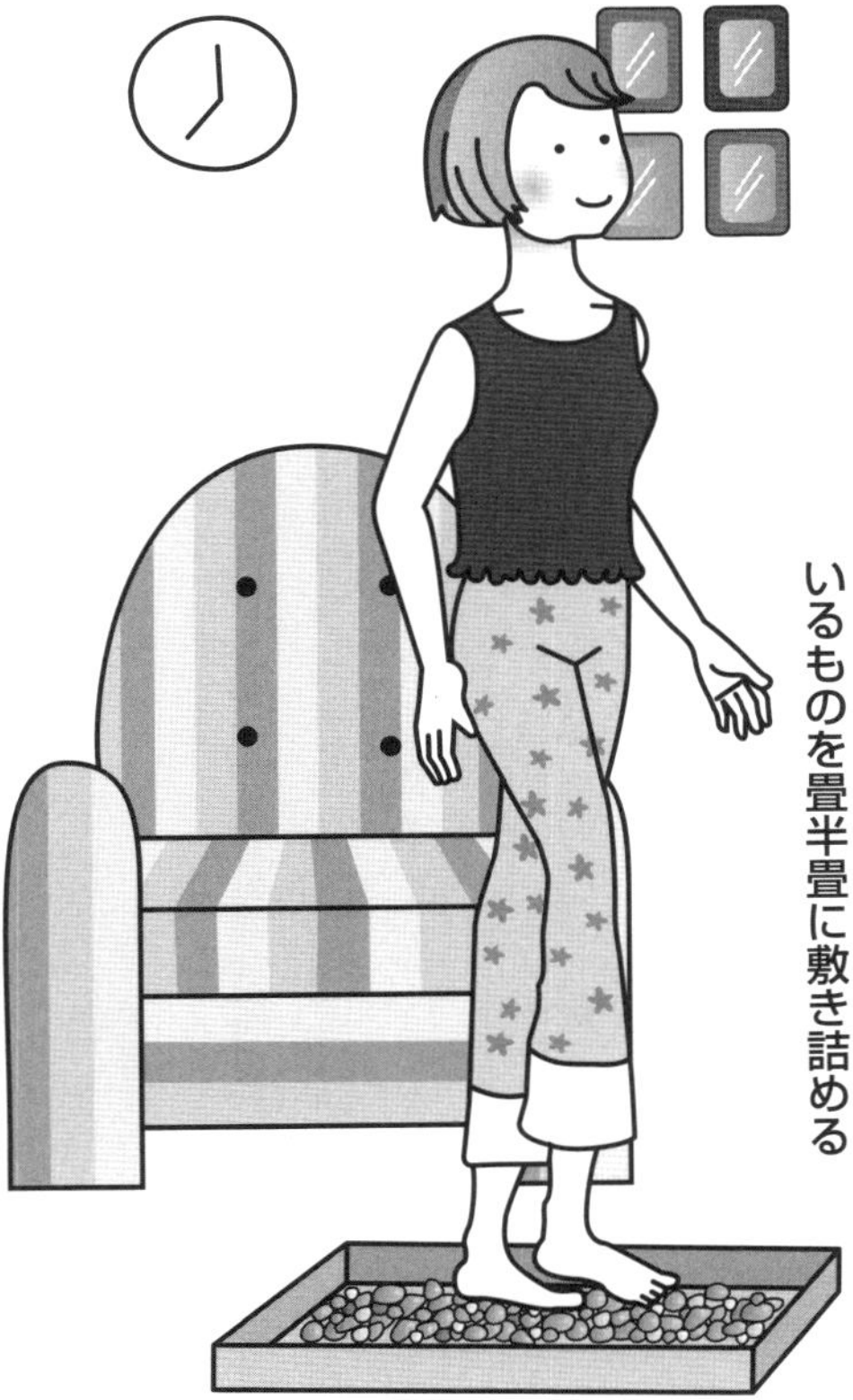
ホームセンターなどで販売しているものを畳半畳に敷き詰める

玉じゃりを敷いて踏めば足裏が鍛えられる

26

足と歩き方

治療と同時に正しい歩き方も学ぶ

●歩き方はどこで学ぶ?

いろいろな歩き方教室が人気を呼んでいます。それだけ、歩き方に悩んでいるということなのです。

しかし、いくら教室に通っても、長い期間身体全体で覚えてきた歩き方、特に重心の取り方はそう簡単には変わるものではありません。重心の取り方は全身に及んでいるので、頭で理解しても身体が反応しないというわけです。

ですから、正しい歩き方を身につける前に、やっておかなければならない運動があります。

まず第一に、グーパーリハビリ運動です。これは、自分の手で親指の付け根にある中足関節を思い切り屈曲させたり、左右に広げる運動（左頁上図）のことです。

これは、足裏のバランスを安定させるための運動でもあるので、現在足裏に異常がない人でも、健康に保つためにはとても効果があります。

【健康美容編】外反母趾を治せば健康になれる

準備運動として、手を使い、思い切り左右に広げる

教室に通っても、身についた歩き方はなかなか治らない
グーパー運動ができるようになれば地面を踏みしめられる

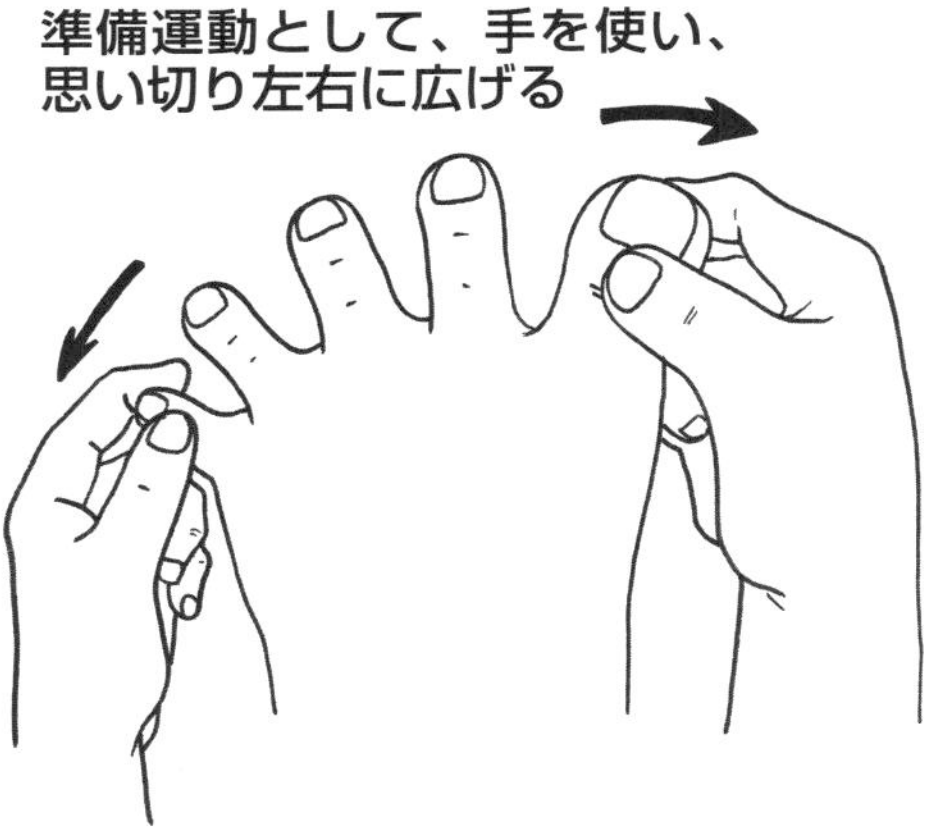

この運動ができるようになったら、次は自力によるグーパー運動（p158参照）です。

この運動は前にも紹介しましたが、簡単そうに見えてなかなか難しいものです。特に足裏の筋肉が退化した方にはなかなか難しく、指がつってしまうケースもあります。

これができるようになれば、足裏の筋肉が回復してきた証拠だと考えてください。

最後に、靴の中でもグーパー運動が確実にできるように訓練します。それによって、足の指が地面をしっかりとらえているイメージをつかむことが大切なのです。

グーパー運動

①手の人差し指を伸ばして、親指と残りの３本の指で足の親指を握る

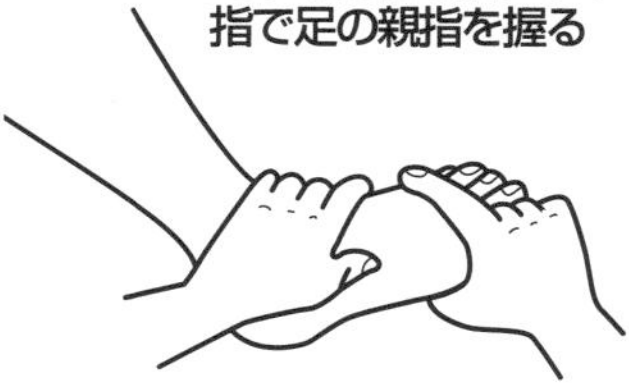

②もう一方の手で、足首が動かないようにしっかり押さえる

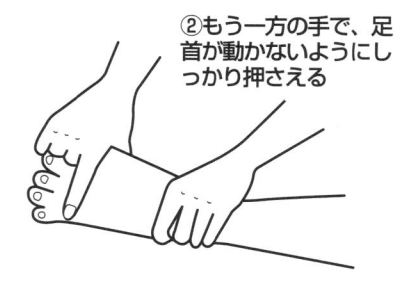

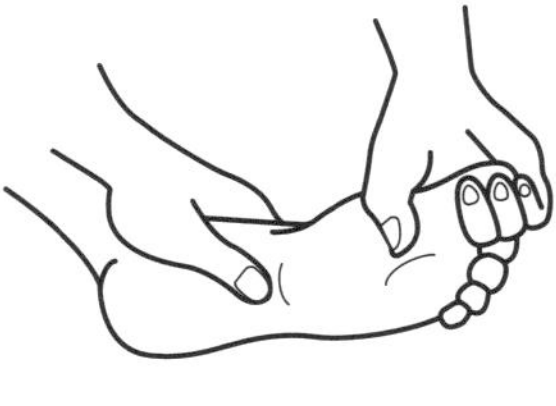

③足の親指を握る手の親指を、足の親指の付け根にあてる

④反対の手は足の甲をつかんで押さえる

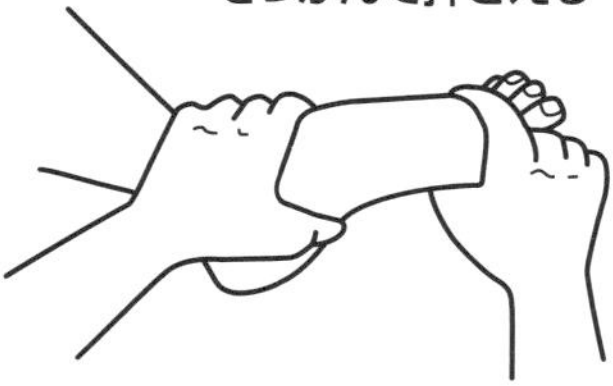

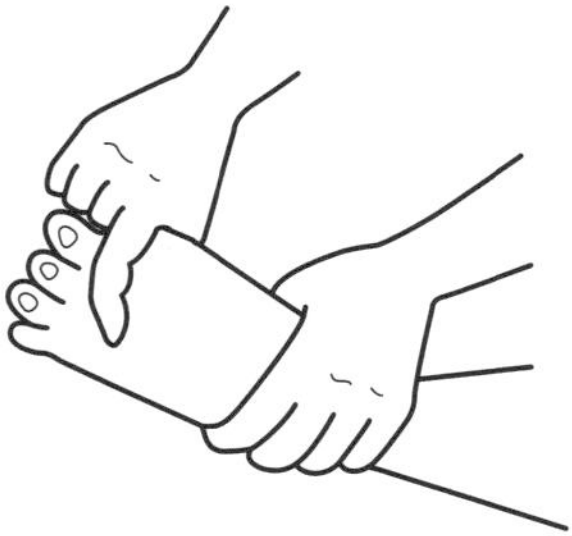

⑤テコの論理で、下向きに強く曲げて、グー運動を

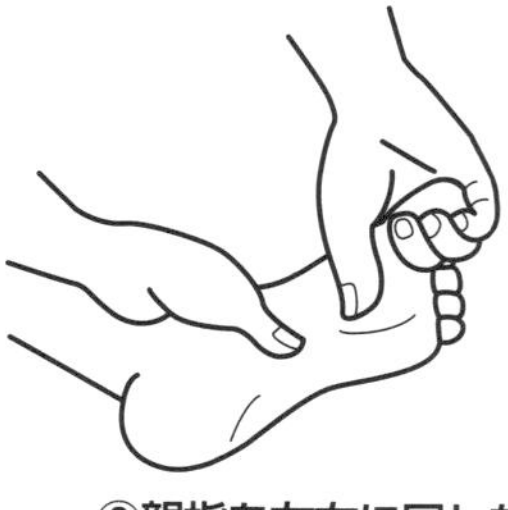

⑥親指を左右に回しながら開いて、パー運動

27

正しい歩き方

正しい歩き方の基本動作をマスターしよう

●これだけは知っておきたい歩き方の基本

正しい歩き方というのは、これが絶対という方法はありません。人によっても、あるいは専門家によっても、さまざまな意見や理論があります。わたしは、足の専門家として、35年以上いろいろな患者を診断してきたので、ひとつの足の理論体系ができあがりました。まず、次の基本動作をマスターすることから始めてください。

①かかと・小指側・親指側の3点が同じくらいに着地できるスピードをイメージする→**前後のバランスを整える**

②自分にあった歩幅をイメージして、一直線に体を揺らさず、バランスよく歩く→**左右のバランスを整える**

③ひざは伸ばしきらないで、またそらしきらないでリズミカルに歩く→**上下のバランスを整える**

④足指を地面に着地させて踏ん張り、地面をつかむイメージで歩く→**衝撃とねじれ**

正しい歩き方の5つのポイント

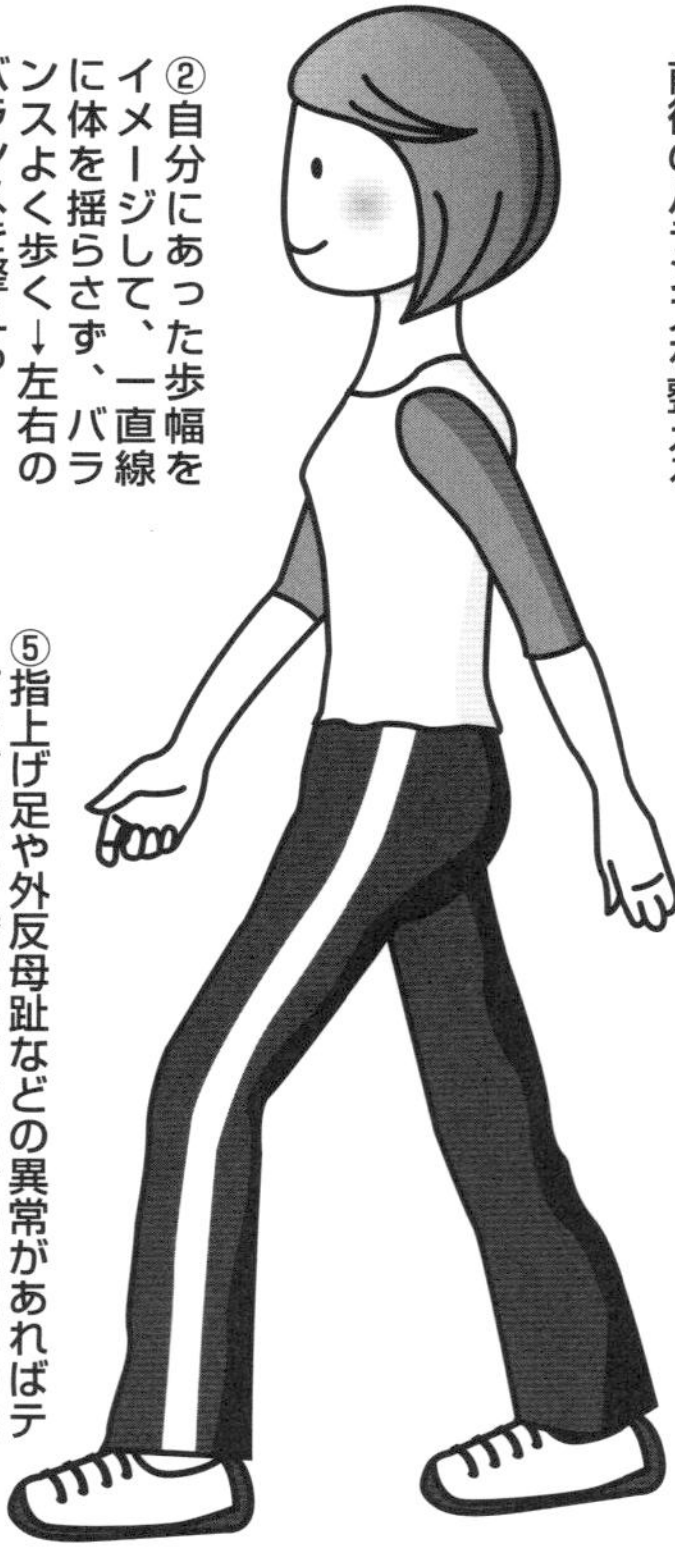

①かかと・小指側・親指側の3点が同じくらいに着地できるスピードをイメージする→前後のバランスを整える

②自分にあった歩幅をイメージして、一直線に体を揺らさず、バランスよく歩く→左右のバランスを整える

③ひざは伸ばし切らないで、また反らし切らないでリズミカルに歩く→上下のバランスを整える

⑤指上げ足や外反母趾などの異常があればテーピングなどで矯正して、自分の足にあった靴で歩く→環境条件のバランスを整える

④足指を地面に着地させて踏ん張り、地面をつかむイメージで歩く→衝撃とねじれのバランスを整える

のバランスを整える

⑤外反母趾などの異常があればテーピングなどで矯正して、自分の足にあった靴で歩く→**環境条件のバランスを整える**

これらの基本動作には、それぞれ「→（矢印）」で示したような効果があります。この5つのバランスを整えることが、正しい歩き方につながるのです。

歩く速さは、だいたい時速5キロくらいと覚えておいてください。これは、ダラダラ歩くのではなくて、ちょうど仕事（ビジネス）で歩くようなときの速さです。

足の裏に異常がある状態では、なかなか正しい歩き方はマスターできません。外反母趾などの曲がった指の状態で歩くと、かたよった筋肉しか鍛えられず、ますます外反母趾がひどくなったりするので、足裏のバランスを整えてから歩くことです。ですから、なおさらグーパー運動などの準備運動が大切なのです。

5つのバランスを整えることが正しい歩き方につながる
足の裏に異常があれば正しい歩き方はマスターできない

28

靴の選び方

あなたの足にあった靴の選び方は？

●自分にあった靴を探すのは難しいか？

靴の役割は、もともと足裏の安定と足の安定を守ることですが、いまでは、ファッション性が大切と考えている方のほうが多いでしょう。

足の専門家のわたしからいわせると、靴を履いていると安心感と共に、「歩きたい」という願望が自然と湧き起こってくることが理想的なのです。

しかし、現実には顔と同じように、足も人それぞれ形が違って、それぞれの特徴があるので、自分に合った靴を探すのは大変難しいのです。

それでも、左頁の８つの基本的条件を頭に入れて探してください。

この条件を基本にして探すわけですが、簡単な目安として親指の付け根（支点）と小指と外くるぶしの中間部（作用点）にフィットリ感があるかどうかで判断してください。

ファッション性より安定感と安心感が大切
親指の付け根と外側の中間部にフィットするものを選ぶ

靴の選び方の8ポイント

① 靴のつま先が広めで上向きであること

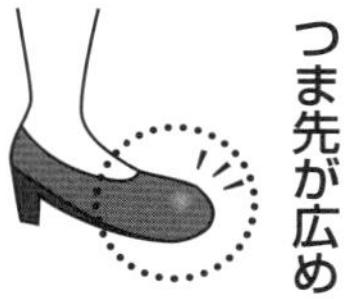

② かかとが安定していて角に丸みがあること

③ 靴が軽くへたらないこと

④ 内側の形状が足と合っていること

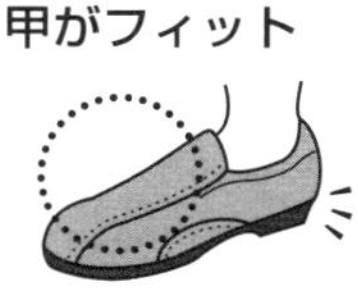

⑤ 甲がきつ過ぎないでフィットしていること

⑥ ゴム底で緩衝機能が優れていること

⑦ 足のサイズに合い、靴の中で足がすべったり、ねじれたりしないこと

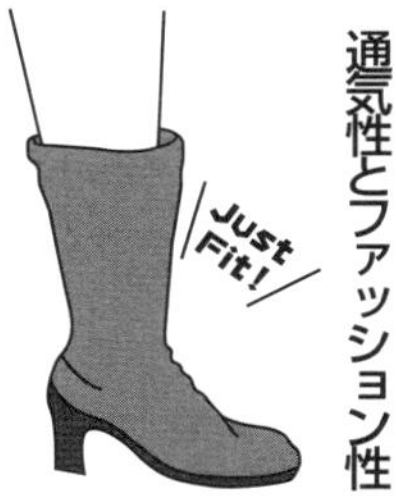

⑧ 通気性やファッション性があり、素材が優れていること

29 生活態度

普段の生活で外反母趾を予防する方法は？

●足裏の退化は現代病？

小さい頃からゲタやぞうりなど足裏を踏ん張れる履き物を履いていると、常に足裏が刺激されて、足裏のアーチもしっかり機能しています。裸足でよく遊んだり、生活していると、自然に足裏の刺激にもなったわけです。

ところが現在は、小さい頃から裸足でいることが少なく、ゲタやぞうりなどの足指の踏ん張る機能がある履き物もほとんど利用されていません。足裏を刺激することがない生活では、足指が退化して、指上げ足や外反母趾など足裏の異常が起こりやすくなるわけです。

ですから、外反母趾は、50年前ならあまり見ることができなかった足裏の退化症状なのです。

普段から、足裏を意識して刺激を与えて、常に踏ん張れる力をつけること。本書で紹介したいろいろな方法で、是非試してみてください。理想的なのは、子どもの頃か

ゲタやぞうりなど足裏を踏ん張る生活を

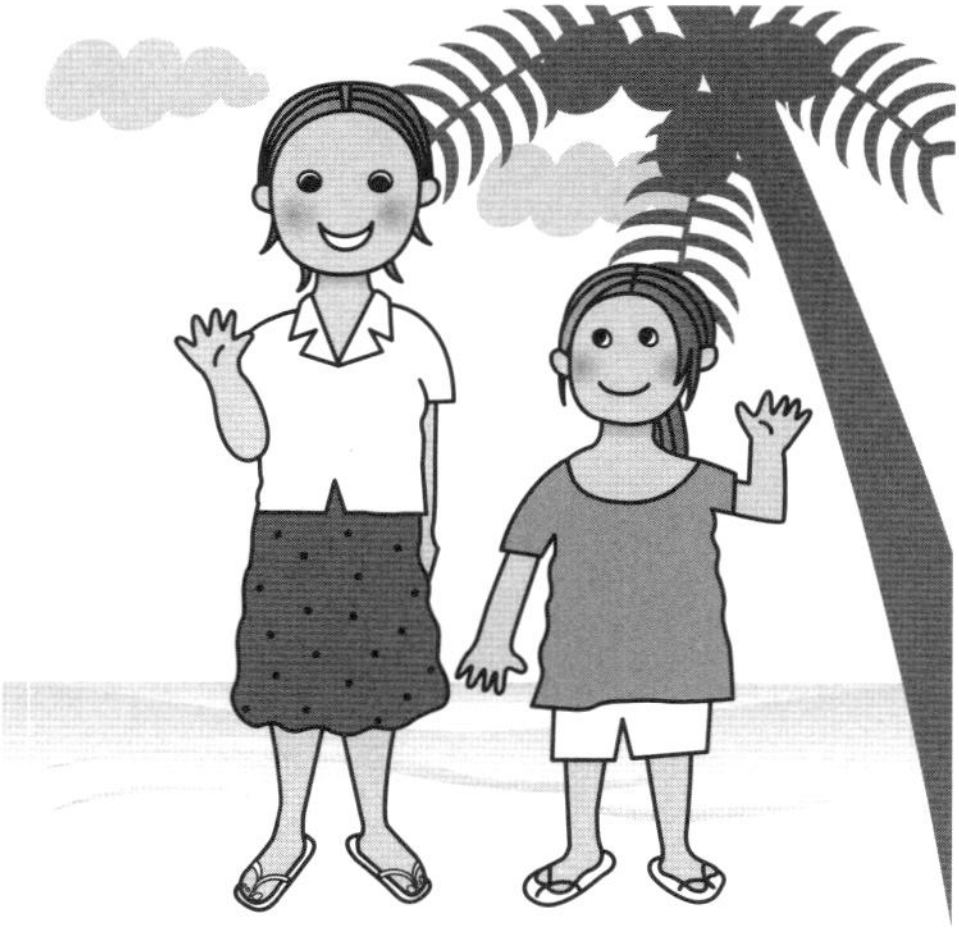

外反母趾は、以前には考えられなかった足裏の退化症状
小さい頃からゲタやぞうりなどを履いて、踏ん張れる力をつける

ら足裏を刺激する生活をおくることです。

東南アジアの国々では、いまだに裸足で踏ん張る生活をおくっていますから、外反母趾のような症状の人はまずいません。

このまま何もしないまま放っておくと、治るどころかますますひどくなることは確実です。だからこそ、ここでストップをかけて、足裏を正常に保つための生活をおくってください。

第５部

患者の生の声を集めたＱ＆Ａ

そこが知りたい編

Q1 外反母趾は医者か施術院(接骨院)か、どこの治療機関にかかればよいのですか?

外反母趾はどの医療機関にかかれば、正確な診断を受けられるのでしょうか?

整形外科、施術院(接骨院や整骨院など)の両方で診察を受けることができます。

また、それ以外にも足の専門家と称する方もおられます。

わたしの経験からすると、医者は装具と手術で治療しますが、施術院やそれ以外の専門家は、足裏から全身のバランスを矯正して治療します。

ここで、本文中でも登場する専門医と専門家の定義を紹介しておきましょう。

これは、あくまで読者がわかりやすいように、わたしが考えた定義ですので、違う考えをお持ちの方もおられると思いますが、その旨を理解したうえで読んでください。

まず、専門医というのは医者のことで、外反母趾を担当するのはだいたい整形外科の先生ということになります。「外反母趾」というのは病名ですから、まずこの専門医に診てもらうのが一般的になっています。

次に、専門家というのは、接骨院や整骨院にいる柔整師や、整体やエステを開いている人をさします。つまり、医者以外でこの分野にかかわっているすべての人たちだと考えてください。

それぞれに一長一短がありますが、一般的にまず専門医に診てもらい治療しても、なかなか満足のいく結果が得られない患者が、専門家にかかるケースが多いようです。気軽に相談できて、通院しやすいということが、患者にはメリットになるようです。

病院などの大きな医療機関は待ち時間が長いうえに、診療時間がわずかということもあって、空き時間に通える整体やエステなどが人気を呼んでいるのでしょう。

一長一短があるが、通常は専門医から専門家の順番が多い 専門家には気軽に相談できて、通院しやすいメリットがある

Q2

信頼できる専門家はどうやって探せばよいですか？

足の専門家と称する方はたくさんおられますが、残念ながら玉石混淆状態で、どうやって信頼できる専門家を探すかの絶対的な方法はありません。

サイトやチラシなどは、宣伝効果を狙ったものが多いですが、その辺を理解しながら、いろいろ探してみることです。そして、信頼できそうな専門家が見つかったら、まず電話やメールなどで自分の症状を連絡して、療法や料金などをたずねてみます。そこで、納得できる回答があったら一度かかってみて、安心できたら通院してもよいと思います。最近では、外反母趾の患者が増加していることもあり、外反母趾の専門家と称して、通常の癒し行為だけで高額の料金を請求するケースもあるので、十分注意してください。

足の専門家は玉石混淆で、絶対的な選択の方法はなし
いろいろ調べて、一度かかってみるのもよい

Q3

医者と足の専門家の違いはどこですか？

医者や接骨院の柔整師には免許が必要ですが、そのほかは必要ありません。ただし、治療行為や医療類似行為は、医者と柔整師など国家資格の保有者しか認められていません。ここで注意して欲しいのは、他の人たちは治療行為ではなく、整体やエステなどの癒し行為の一種とされています。

最近では、医者や柔整師だけでなく、整体師、健康指導者などが専門的な知識を研究して、実績を積みながら、足の専門家として活躍されている方も多いようです。それだけ、足に悩める患者が増えているということでもあるでしょう。

医者や柔整師のように専門知識を持ちながら、実績を積んだ専門家が必要なのです。

医者は足だけ、専門家は足裏から全体のバランスを整える考え方
医者や柔整師など専門知識を持ちつつ実績を積んだ専門家が必要

Q4 接骨院や専門家の場合、健康保険はききますか？

病院や医院などの医療機関では、健康保険内で治療がおこなわれて費用の負担も少なくて済みます。また、接骨院で「ねんざ」と判断された場合も適用内です。しかし、ある特定分野の専門家に治療を受ける場合には、保険外治療になることがあります。その場合には、事前に明記されていますが、不安なら直接きいてみることです。例えば、特定の装具や材料を使用して、特別な診療を受ける場合には、健康保険は効きません。通常、医者（専門医）は主に手術と投薬で治療し、柔整師は外反母趾のことを「中足指亜急性ねんざ」と呼んで、テーピングなどで治療します。この場合、テープ代を保険外として請求することになりますが、わずかな金額ですので、大きな負担にはならないと思います。

足裏からのバランスを整える施術は保険外診療になる
不安なら、治療内容と診察料を前もって確認してみることが必要

Q5

外反母趾と診断されたら、頻繁に通院しなければなりませんか?

本来なら、重度の患者は週1回、通院するのが望ましいのですが、仕事のある方は、そういってもおられません。

初診時に、テーピングや装具などの適切な処置をして、それを患者が覚えて、自宅でもできるようになれば、月1回、治療の進行状態を診るだけでよいこともあります。

個人差にもよりますが、重度の外反母趾でなければ、仕事をしていても、負担にならないくらいの通院で治療できるはずです。

実際にわたしの患者さんでも、ほとんど仕事を持った女性ばかりです。もちろん、それには患者の努力と忍耐も必要です。

症状によっては、月1回程度で頻繁に通わなくてもよい
治療と仕事を両立している女性は多いが、努力と忍耐が必要

Q6 外反母趾は、年齢によって治る度合いも違いますか？

20代、30代の頃は、まだ外反母趾の症状が進行している方が多いですが、50代以上になると、進行が止まってしまい、曲がった骨も固まっている方がほとんどです。こうなると、なかなか短期間で治すのは困難になります。

長い期間で曲がったものは、長い期間の治療が必要だからです。そんな場合には、１００％完治するのが難しくなってしまいます。

わたしの治療院に来る患者は、ほとんどが曲がりきった方なので、いくら専門家といえども、治療に時間を要します。

ですから、親指が曲がってきたなと感じたら、早めに専門家に診てもらうことが大切です。なにより、それが完治への近道です。

外反母趾の進行が止まると、曲がった指も固まってしまう
早期診療、早期治療がいちばん大切で、完治への近道

Q7

外反母趾は、親から子どもに遺伝しますか？

親子で外反母趾という方はよくおられますが、医学的には遺伝するとは認められていません。ただ指が長いという特徴から、外反母趾になる場合もあります。おそらく足裏を刺激しない生活習慣を、そのまま自分の子どもにも継続してしまうことが、外反母趾を誘発する原因なのかもしれません。

ですから、外反母趾の方は、もう一度自分の生活習慣を見直して、日頃から足裏を安定させ、身体のバランスをとることに心がけてください。

本書で紹介したテーピング法やグーパー運動ややせ体操、玉じゃり踏み運動を心がけることが、外反母趾を「遺伝」させない有効な方法なのです。

自分の生活から見直せば、外反母趾を防ぐことができるのです。

外反母趾は、生活習慣を引き継いでしまうことから発症する
生活態度や生活習慣を見直せば、「遺伝」することはない

Q8 テーピングなどで、仕事に支障の出ることはありませんか？

仕事を持っている女性は、身なりに気にかけることが多いでしょう。

そんなとき、足にテーピングをしていては、気になって仕事に身が入らないかもしれません。

そんな方のために、テーピングの原理と同じ効果を持った目立たないサポーターやソックス、パンストがあります。

宣伝のようで恐縮ですが、わたしが開発して全国何十万人の方に愛用されている外反母趾矯正グッズです。第1号を発売してから、すでに15年以上がすぎていても、ロングセラーとしていまだに人気があります（巻末参照）。

いろいろな種類があるので、自分の生活パターンにあったものを選ぶことです。

テーピングと同じ効果がある器具を使う方法もある
生活習慣に合わせて、いろいろな器具から選ぶことが大切

Q9

仕事上、どうしてもパンプスやハイヒールを履かなければなりませんが？

外回りの多い営業ウーマンは、パンプスやハイヒールを履かなければならないことが多いでしょう。

外反母趾に悪いとわかっていても、仕事の都合上仕方がないときには履いてください。

そのかわり、その分足のケアもしっかりしてあげることです。テーピングやマッサージなどプライベートな時間に、じっくりケアを施してください。

また、履いたときの歩き方も、なるべく地面を踏ん張り、本書で紹介した正しい歩き方を参考にして、足全体で歩くようにしてください。

そうすれば、パンプスやハイヒールのデメリットも最小限に抑えられます。

パンプスやハイヒールを履いても、ケアさえすれば大丈夫
テーピングやマッサージで地面からのストレスを解消する

Q10

医者からあまり治る見込みはないといわれましたが?

外反母趾の適切な治療を受けていない人が多いようです。なぜなら、各治療機関では足の指が曲がるメカニズムが理解されていないからです。

つまり、足裏の退化が外反母趾をひきおこすという理論がわかっていなければ、専門医や治療機関でも治しようがありません。

最近ようやく、このメカニズムが注目されてきましたが、まだまだ一般的には浸透していません。

ですから、「治る見込みがない」といわれてもあきらめないで、別の専門医や専門家に診断してもらってください。セカンドオピニオンで、必ず完治への道が開けるはずです。

まだまだ足の指が曲がるメカニズムが理解されていないあきらめないで、別の専門医や専門家に診断してもらう

Q11

足に悪いのはどういう歩き方ですか？

身体のどこかが突っ張った歩き方や足を引きずる歩き方、背中の丸まった猫背の歩き方などが、典型的な悪い歩き方です。

それらに共通しているのは、かかとと指の付け根で歩く2点歩行で、歩幅が小さく、何となく危なく不自然で身体が不安定で、自信がなさそうにしていることです。特に若い女性によく見られます。

どれもみな指上げ歩きをするので、地面からのストレスによって必ず身体のバランスが崩れて、どこかに無理がかかります。

それが、慢性痛や自律神経失調症、生活習慣病の元になることもあるので注意してください。

かかとと指の付け根で歩く2点歩行は典型的な悪い歩き方
慢性痛や自律神経失調症、生活習慣病の原因になることも

Q12

外反母趾が治った後、再発しない方法はありますか?

外反母趾の患者さんには、治ってもまた再発するのではないかという心配もあるでしょう。

しかし、治療の間に足指を使って踏ん張る習慣を身につけているはずです。実際、ケアをした期間が長ければ長いほど、その習慣はじっかり身についているものです。

ですから、完治して普通の生活に戻ったとしても、知らず知らずのうちに、足裏を安定させて、常に身体のバランスを取るという行為は忘れないものです。

そうなれば、何の心配もなく通常の生活が送れます。ですから、患者はまず、外反母趾を少しでも早く治すことを考えてください。

治療の間に足指を使って踏ん張る習慣を身につけている
普通の生活に戻っても常に身体のバランスを取っている

スタッフ

企画・編集：アイブックコミュニケーションズ
カバーデザイン：中島美加
カバー＆本文イラスト：林玲子
編集協力・校閲：岩尾嘉博
本文デザイン＆ＤＴＰ組版制作：立花リヒト
編集担当：田中澄人

外反母趾にはこんな商品がおすすめ

足裏バランステープ 各7560円
●薄手で通気性が高いので、かぶれにくい専用テープです。

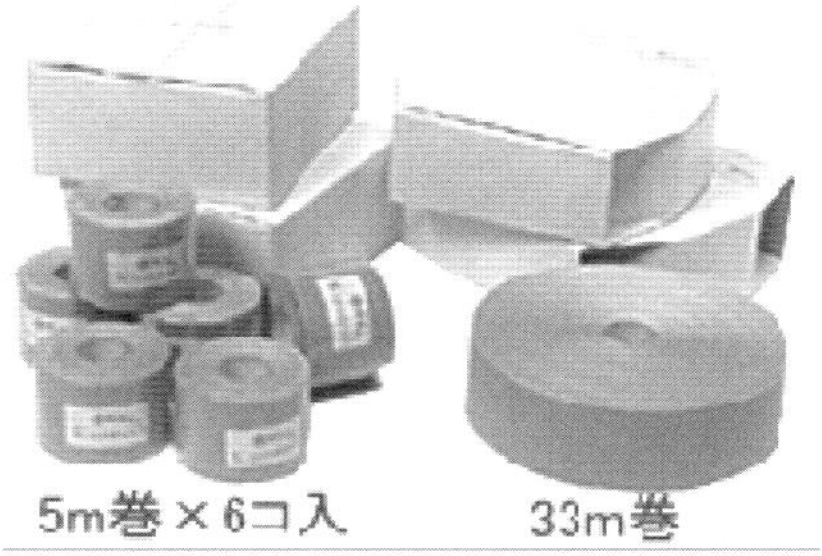

外反母趾・内反小指シルクサポーター（両足入り）（K25）2688円
●薄手タイプなので、靴が履け、外出用としても最適。初期の症状向け、ロングセラー商品。

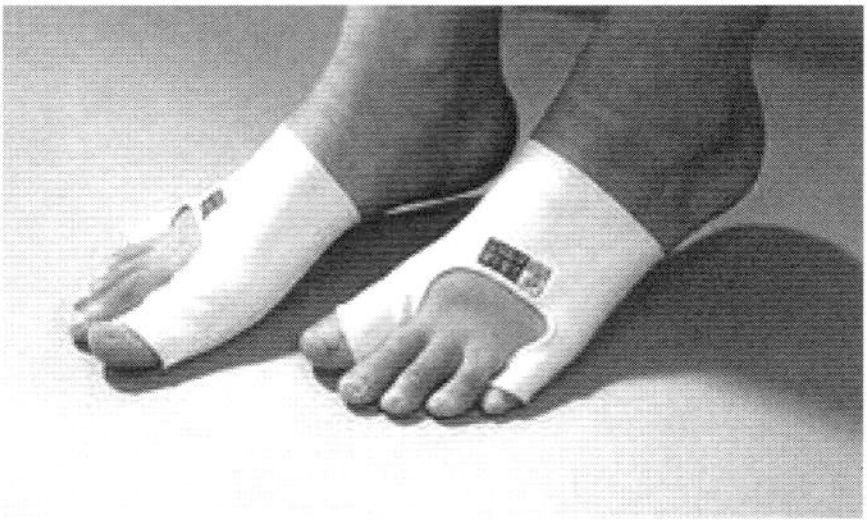

免震インソール（K41—b）3990円
●地面からの衝撃波とねじれ波を吸収して、身体全体に伝わらないようにします。

表(足を乗せる側)　裏(靴に置く側)

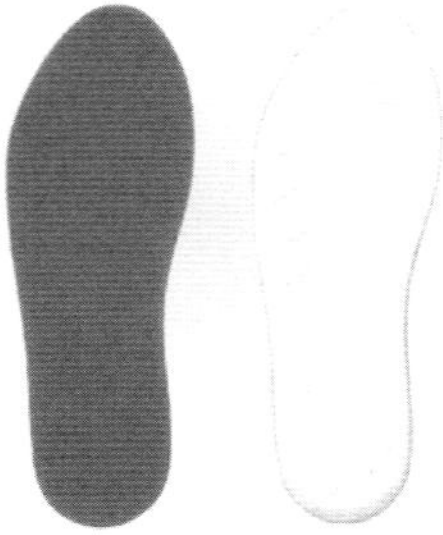

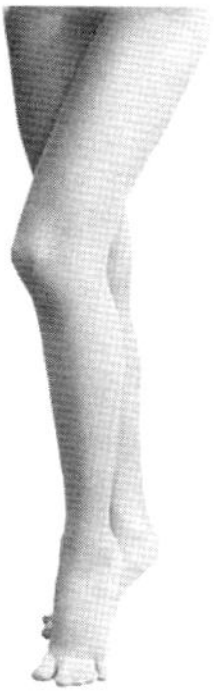

テーピングパンスト（REA5—007）
2500円
●足裏のバランスを整える2本の強力なテーピング機能で、正しい歩行を促進します。

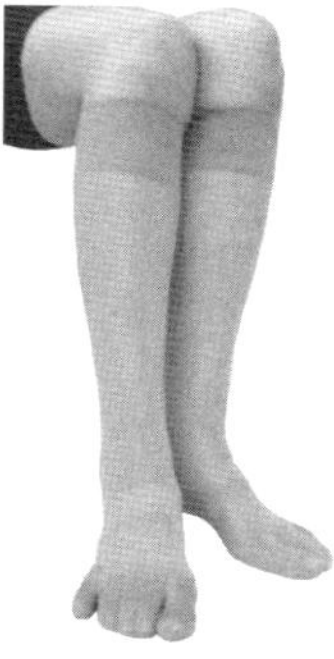

テーピングショートストッキング
（REA5—006）1400円
●ショートストッキングに2本のテーピング機能を内蔵して、足裏のバランスを整えます。

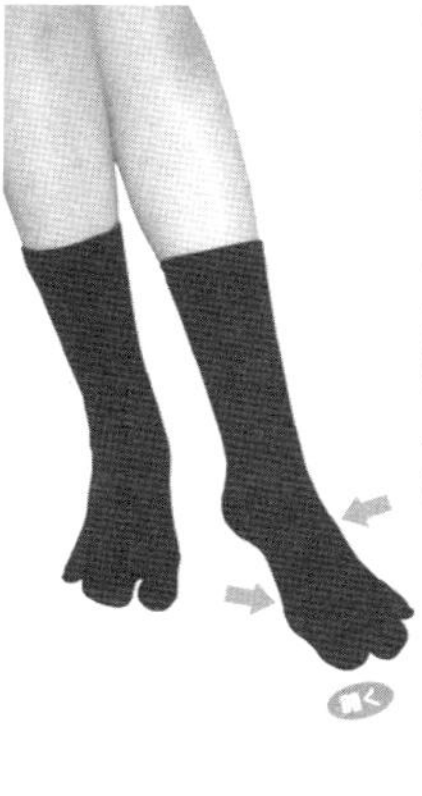

整体ソックス（IIA5—003）
2400円
●テーピング機能を内蔵した靴下で、足裏のアーチを再生させます。

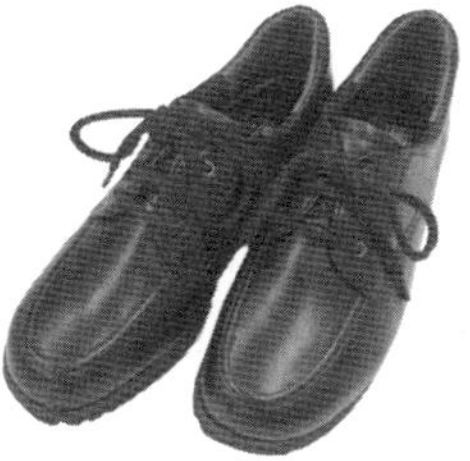

ブラック

免震機能付きコンフォートシューズ
（MAE5—016）19800円
●歩行時の衝撃波とねじれ波を吸収するクッションを内蔵して、足裏のバランスを整えます。女性用。

＊上記の商品の販売など詳しいお問い合わせは、
カサハラフットケア
〒244-0003　横浜市戸塚区戸塚町121　Tel045-861-8558

＊ここでは本書に関連する商品だけを紹介しましたが、その他の商品については、下記のＨＰでご覧ください。
http://www.ashiuratengoku.co.jp/

＊価格はすべて税込

著 者
笠原 巌
笠原整骨院院長　医学博士
　大東文化大学卒業後、日本柔道整復師学校を修了。米国にて医学博士号を取得。1975年より横浜市戸塚区に笠原接骨院を開業する。独自の理論と治療で、１日300人の外来患者が訪れる接骨院として全国的にも有名になる。以来35年間で、初検だけで10万人以上の足を診察している中で、足裏の異常と健康との関係を解明する。自ら開発した健康装具は、全国各地の薬局やデパート、通販でロングセラーになり、150万人以上の足のトラブルで悩む人たちに愛用されている。
「完全図解かんたん自分で治す外反母趾」「自分でできる足裏バランス健康法」「つらい自律神経失調症は足と首から治す」など著書多数。

外反母趾　切らずに治す特効法

著　者　笠原 巌
発行者　黒川裕二
印刷所　株式会社 東京印書館
製本所　株式会社 DNP製本

発行所　株式会社 主婦と生活社
〒104-8357 東京都中央区京橋3-5-7
電　話　03-3563-5135(編集部)
03-3563-5121(販売部)
03-3563-5125(生産部)
振替　00100-0-36364

ISBN978-4-391-13484-1